Atika Ala Ansari
Shivangi Gupta
Shubhaker Rao Juvvadi

Modeladores de sorriso: Transformando sorrisos com aparelhos funcionais fixos

Atika Ala Ansari
Shivangi Gupta
Shubhaker Rao Juvvadi

Modeladores de sorriso: Transformando sorrisos com aparelhos funcionais fixos

ScienciaScripts

Imprint

Cover image: www.ingimage.com

This book is a translation from the original published under ISBN 978-620-7-99553-0.

Publisher:
Sciencia Scripts
is a trademark of
Dodo Books Indian Ocean Ltd. and OmniScriptum S.R.L publishing group

120 High Road, East Finchley, London, N2 9ED, United Kingdom
Str. Armeneasca 28/1, office 1, Chisinau MD-2012, Republic of Moldova, Europe
Printed at: see last page
ISBN: 978-620-7-96874-9

Índice

Introdução

Diversos aparelhos ortodônticos, tanto fixos quanto removíveis, têm sido preconizados para a correção da má oclusão causada por discrepâncias sagitais entre as arcadas dentárias e/ou suas bases ósseas. A má oclusão sagital mais frequentemente relatada é a Classe II esquelética com mandíbula retrusiva, para a qual uma grande variedade de modalidades de tratamento tem sido desenvolvida.[1]

Foram propostos muitos protocolos de tratamento para a correção da má oclusão de classe II esquelética durante o crescimento e após a conclusão do crescimento.[1] Melhorar o perfil facial do paciente e corrigir a oclusão através do posicionamento da mandíbula para a frente é o principal objetivo na correção de uma má oclusão de classe II esquelética em crescimento.

O tratamento ortopédico funcional procura corrigir as más oclusões e harmonizar a forma da arcada dentária e a função oro-facial. Uma das principais desvantagens dos aparelhos funcionais amovíveis é a colaboração dos doentes. O termo "adesão" contém elementos relacionados com as responsabilidades de autocuidado dos pacientes, o seu papel no processo de tratamento e a colaboração com os prestadores de cuidados.

Alguns modelos de aparelhos podem diminuir a cooperação, causando sensações tácteis desagradáveis, sensação de constrangimento na boca, estiramento dos tecidos moles, pressão na mucosa, deslocamento da mucosa, deslocamento da língua, dor nos dentes e até mesmo dor. Os aparelhos removíveis, como os aparelhos extrabucais, as placas e os aparelhos funcionais, podem ser rejeitados pelos pacientes devido às razões acima referidas. Por conseguinte, os "aparelhos não
Os aparelhos "conformes" entraram em cena.

Estes aparelhos não reclamados apresentam as seguintes vantagens[2] .

1. Efeitos benéficos em doentes que ultrapassaram o crescimento pubertário máximo e têm um potencial de crescimento limitado.
2. O tratamento pode ser concluído num prazo de 6 a 8 meses, utilizando o crescimento residual.
3. É útil no tratamento de doentes que não cooperam e em respiradores bucais com obstrução das vias respiratórias nasais.

4. Indicado em pacientes cujo limiar ótimo para alterações adaptativas do crescimento não é atingido com o uso a tempo parcial de aparelhos funcionais amovíveis.

Antecedentes históricos

O efeito ortopédico, segundo Duterloo, é definido como a alteração da posição dos ossos do crânio em relação uns aos outros, induzida pela terapia. De acordo com Issacson, os aparelhos ortopédicos proporcionam um novo ambiente muscular e funcional para os ossos faciais que estimula alterações de crescimento na mandíbula ou na maxila. As teorias sobre a plasticidade óssea podem ser atribuídas a Wolff e Roux, que acreditavam que a forma e a função estavam intimamente relacionadas. Em 1883, Roux relatou os resultados de estudos que efectuou nas barbatanas caudais dos golfinhos. Descreveu as caraterísticas dos estímulos funcionais que constroem, moldam, remodelam e preservam os tecidos. A sua hipótese de trabalho, o abanar dos ossos, tornou-se o pano de fundo dos procedimentos ortopédicos gerais e ortopédicos dentários funcionais. As alterações na tensão funcional produziram alterações na arquitetura óssea interna e na forma externa.

Em 1880, Kingsley introduziu o termo e o conceito de "Jumping the Bite" para pacientes com retrusão mandibular. Inseriu uma placa palatina de vulcanite que consistia numa inclinação anterior que guiava a mandíbula para uma posição anterior quando o paciente fechava sobre ela. Hotz modificou a placa de Kingslay e chamou-lhe Vorbissplatte. Foi utilizada em casos de retrognatismo de mordida profunda, quando a sobremordida era suscetível de causar uma retrusão funcional e os incisivos inferiores estavam inclinados pela hiperatividade do músculo mental e da musculatura labial.

Os aparelhos funcionais fixos apareceram pela primeira vez em 1900, quando Emil Herbst[3] (Herbst E, 1910) apresentou o seu sistema no Congresso Dentário Internacional de Berlim. Em 1934, Herbst apresentou uma série de artigos no Zahnarztliche Rundschau sobre a sua experiência com o aparelho. Desde então, e até aos anos setenta, muito pouco foi publicado sobre este aparelho. Foi nessa altura que Hans Pancherz[4] (Pancherz H, 1979) trouxe o assunto de volta à discussão com a publicação de vários artigos sobre o Herbst.

Foi apenas nos anos oitenta que começaram a aparecer vários sistemas derivados do trabalho de Herbst. Vários aparelhos fixos ganharam popularidade nos últimos anos para ajudar a obter melhores resultados em pacientes que não obedecem.

Os aparelhos funcionais fixos são concebidos para serem utilizados 24 horas por dia, o que significa que existe um estímulo contínuo para o crescimento mandibular. São mais pequenos, o que permite uma melhor adaptação a funções como a mastigação, a deglutição, a fala e a respiração.

Os aparelhos funcionais fixos são normalmente descritos como dispositivos de Classe II não conformes, capazes de tratar com sucesso as más oclusões de Classe II, reduzindo a necessidade de cooperação do paciente e o tempo total de tratamento. É possível tratar este tipo de má oclusão com um esforço mínimo.

Tal como o nome indica, o que os distingue dos aparelhos removíveis é a impossibilidade de o paciente os retirar. O que temos, portanto, é um aparelho que permite um maior controlo por parte do ortodontista.

Estes aparelhos são fixados nas arcadas superior e inferior. Como a aplicação de força é transmitida diretamente aos dentes através de um sistema de suporte, a principal desvantagem que se pode encontrar é a movimentação dentária que ocorre durante o tratamento e que pode não ser a mais adequada para o tipo de má oclusão em questão. Na tentativa de evitar este movimento dentário indesejado e como forma de encontrar um aparelho que permita uma fácil adaptação por parte do paciente, surgiram nos últimos anos vários aparelhos funcionais fixos.[5]

Revisão da literatura

O aparelho de Herbst foi originalmente apresentado por "Emil Herbst" no Congresso Internacional de Medicina Dentária em Berlim, em 1905. Em 1934, Herbst apresentou uma série de artigos na revista Zahnaztuche Rundschau sobre a sua experiência com o aparelho.[3] De facto, o aparelho foi originalmente recomendado para distúrbios da ATM (Herbst 1934). Além disso, nessa altura, Herbst não tinha qualquer limite de idade. Depois de 1934, muito pouco foi publicado sobre o tema do tratamento foi esquecido.

A honra de tê-lo reintroduzido cabe a Hans Pancherz, de Malmo, Suécia (1979). Ele chamou a atenção para as possibilidades de estimular o crescimento mandibular com o aparelho de Herbst.

Pancherz (1979)[4] demonstrou que as más oclusões de classe II poderiam ser tratadas com sucesso com o uso do aparelho de Herbst em 6 meses e que o crescimento sagital da mandíbula foi aumentado com o tratamento, além de mudar o padrão de contração muscular para o observado em casos com oclusão normal. Foi demonstrado que o aparelho é mais efetivo no tratamento das más oclusões de classe II esquelética; entretanto, foi observada proclinação do incisivo inferior como sequela da perda de ancoragem mandibular.

Pancherz et al (1980)8 , num estudo EMG em 10 pacientes tratados com o aparelho de Herbst, verificaram que a atividade EMG do músculo masséter antes do tratamento era menor do que a do músculo temporal, especialmente durante a mordida máxima na posição intercuspídea. Após o tratamento, não foram encontradas diferenças na atividade EMG entre os dois músculos, quer durante a mordida máxima, quer durante a mastigação. O aumento da atividade muscular observado nos casos de Classe II Divisão 1 durante o salto de mordida com o aparelho de Herbst deveu-se a uma alteração da base sagital da mandíbula ou da relação dentária.

Langford NM (1982)[9] recomendou coroas de aço inoxidável que são superiores às ligaduras, na medida em que são resistentes à fratura e à soltura.

Howe RP (1982)[10] sugeriu o uso de aparelhos colados que, podem ser usados em pacientes mais jovens onde os pré-molares ainda não erupcionaram, evitam a intrusão do bicúspide mandibular, reduzem o impacto tecidual devido ao fio lingual inferior, a fratura incisal é evitada porque os dentes posteriores contactam com a tala ao fechar.

Pancherz H (1982)[11] avaliou as alterações esqueléticas e dentárias sagitais que contribuem para a correção da Classe II no tratamento com o aparelho Herbst, através de radiografias laterais. Os resultados da investigação revelaram o seguinte: (1) O salto de mordida com o aparelho de Herbst resultou em relações oclusais de Classe I em todos os casos tratados. (2) A melhora nas relações oclusais foi resultado de mudanças esqueléticas e dentárias. (3) A correção dos molares de Classe II, com uma média de 6,7 mm, resultou principalmente de um aumento de 2,2 mm no comprimento mandibular, um movimento distal de 2,8 mm dos molares superiores e um movimento mesial de 1,0 mm dos molares inferiores.

Clements RM, Alex Jacobson (1982)[12] projectaram o aparelho MARS. O MARS (Mandibular Advancing Repositioning Splint) é um aparelho funcional concebido para ultrapassar as deficiências de cooperação. É um dispositivo funcional fixo que é anexado ao fio do arco de um aparelho ortodôntico multibanda.

Wieslander L (1984)[13] introduziu o uso do aparelho extrabucal com o aparelho Herbst em más oclusões severas de Classe II com protrusão maxilar e retrusão mandibular durante o período de tratamento efetivo da dentição mista.

Pancherz H (1985)[14] avaliou os efeitos biológicos e o uso clínico do aparelho de Herbst no tratamento da má oclusão de classe II. Ele concluiu que o aparelho de Herbst é mais efetivo no tratamento da má oclusão de classe II e deve ser limitado para uso apenas em pacientes em crescimento.

Woodside et al (1987)[15] investigaram as alterações de remodelação no côndilo e na fossa glenoide após um período de avanço mandibular progressivamente ativado e continuamente mantido, utilizando o aparelho de Herbst. Os autores concluíram que o avanço mandibular produziu uma extensa remodelação e deslocação anterior da fossa glenoide, o que contribuiu para o posicionamento anterior da mandíbula.

Mc Namara et al (1990)[16] realizaram um estudo comparativo dos aparelhos Herbst e Frankel (FR-2) no tratamento da má oclusão de Classe II. Os resultados desse estudo indicaram que ambos os aparelhos influenciaram o crescimento do complexo craniofacial. Mudanças esqueléticas significativas foram observadas em ambos os grupos de tratamento, com ambos os grupos mostrando um aumento no comprimento mandibular e na altura facial inferior. Os efeitos do tratamento dentoalveolar foram maiores no grupo que utilizou o aparelho Herbst (aparelho funcional suportado pelos dentes) do que no grupo que utilizou o aparelho Frankel (aparelho suportado pelos tecidos).

Pancherz (1991)[17] avaliou o número e a inter-relação entre os componentes esqueléticos e dentários que contribuem para a recidiva da classe II após o tratamento Herbst. Concluiu que a recidiva da sobressaliência e da relação molar sagital resultava principalmente de alterações dentárias maxilares e mandibulares pós-tratamento.

Cope et al (1994)[1] 8 numa avaliação das alterações craniofaciais com a terapia Jasper Jumper sugeriram diretrizes e possíveis indicações para a utilização de

Jasper Jumpers. Eles sugeriram o uso de Jasper Jumpers em casos de protrusão maxilar em vez de casos de retrusão mandibular, pois as mudanças observadas em seu estudo foram principalmente uma restrição de crescimento da maxila em vez de uma estimulação de crescimento da mandíbula.

Jasper, Mc Namara (1995)[1] descreveram em pormenor a utilização do Jasper Jumper. Também elaboraram o mecanismo de ação do sistema de módulos flexíveis.

West R (1995)[19] introduziu o corretor de mordida ajustável para correção da Classe II. As vantagens alegadas são um inventário reduzido devido a um módulo universal direito e esquerdo e a versatilidade de utilização.

Filho (1995)[20] apresentou o Aparelho de Protração Mandibular (MPA-1& MPA2) como um substituto barato para o Herbst e o Jasper Jumper. As vantagens, além do custo, são a rapidez e a facilidade de fabricação.

Devincenzo (1997)[21] apresentou o sistema de aplicação de força intermaxilar - a mola Eureka em 1997. Uma melhor cooperação do paciente e uma estética melhorada devido ao tamanho reduzido são as principais vantagens alegadas, para além da redução dos custos e do inventário.

Filho (1998)[22] introduziu o Mandibular Protraction Appliance - 3 (MPA -3) para adicionar à sua série anterior de MPA-1 e MPA-2. Essa versão foi projetada para eliminar grande parte das tensões do arco e permitir uma maior amplitude de movimento da mandíbula, mantendo a mandíbula numa posição protruída.

Castanon et al (1998)[23] apresentaram o Churro Jumper numa tentativa de criar um aparelho mais fácil do que o MPA. Embora semelhante ao Jasper Jumper no seu modo de ação, difere deste na medida em que são exercidas forças significativamente mais leves.

Calvez (1998)[24] introduziu o Universal Bite Jumper. Ele pode ser utilizado em todas as fases do tratamento, na dentição mista ou permanente, e com aparelhos fixos ou removíveis. Como outros aparelhos de propulsão mandibular, utiliza um mecanismo telescópico. Também pode ser utilizado em casos de Classe III se for montado numa configuração inversa.

Klapper (1999)[25] introduziu mais um aparelho fixo funcional - o SUPER spring II. O aparelho possui um tubo oval no molar superior, que recebe uma das extremidades do aparelho. O aparelho tem um tubo oval no molar superior, que recebe uma das extremidades do aparelho.

Ruf, Pancherz (1999)[26] avaliaram a remodelação temporomandibular em adolescentes e adultos jovens durante o tratamento Herbst, utilizando RMN e cefalogramas. Concluíram que as alterações temporomandibulares efetivas durante o tratamento foram mais direcionadas horizontalmente e maiores tanto em adolescentes quanto em pacientes adultos jovens. O aumento do prognatismo mandibular foi resultado da remodelação do côndilo e da fossa glenoide e o tratamento foi mais bem-sucedido no final do período de crescimento.

Voudouris, Kuftinec (2000)[27] postularam a hipótese não muscular. Afirmou que existe uma formação óssea significativa da fossa glenoide durante a deslocação mandibular; a modificação da fossa glenoide resulta do estiramento dos tecidos retrodiscais e a formação óssea da fossa glenoide ocorre a uma distância da fixação dos tecidos moles.

Ruf, Pancherz (2000)[28] estudaram os efeitos dos dispositivos de salto de mordida na ATM em pacientes de classe II. A função da ATM foi avaliada clinicamente e por ressonância magnética.

Concluíram que não provocou qualquer DTM muscular a curto prazo.

Hiyama et al (2000)[29] estudaram as adaptações neuromusculares e esqueléticas após o posicionamento mandibular para frente induzido pelo aparelho de Herbst em pacientes classe II divisão I. Eles concluíram que a adaptação da função muscular ocorre num período relativamente curto e precede as mudanças morfológicas compensatórias produzidas pela terapia com o aparelho funcional.

Rabie et al (2001)[30] investigaram a sequência temporal das alterações celulares na fossa glenoide e quantificaram a quantidade de formação óssea em resposta ao avanço mandibular e concluíram que a protrusão mandibular fez com que as células osteoprogenitoras fossem orientadas na direção da tração das fibras posteriores do disco e também resultou num aumento considerável da formação óssea na fossa glenoide.

Filho (2001)[31] apresentou o aparelho de protração mandibular nº 4. Essa quarta versão é eficiente como as anteriores, mas é muito mais prática de construir, fácil de manipular e confortável para o paciente.

Rabie et al (2002)[32] investigaram o padrão temporal de expressão do VEGF e a formação de novo osso no côndilo durante o posicionamento mandibular para a frente. Concluíram que o posicionamento mandibular para a frente solicitava uma sequência de eventos celulares que conduziam a um aumento da vascularização e, subsequentemente, à formação de novo osso, resultando num crescimento condilar melhorado.

Xi Du, Hagg, Rabie (2002)[33] compararam os efeitos do Headgear-Herbst e do avanço mandibular passo a passo versus o aparelho convencional de Herbst para o salto máximo da mandíbula. Concluíram que o tratamento com Headgear-Herbst e avanço mandibular passo a passo parece resultar num maior efeito na mandíbula sagital dos tecidos retrodiscais e a formação óssea da fossa glenoide ocorre a uma distância da fixação do tecido mole.

Kinzinger et al (2002)[34] introduziram um novo aparelho, o Functional Mandibular Advancer (FMA). Trata-se de um aparelho rígido e fixo para a correção sagital da relação intermaxilar da mandíbula em adolescentes e adultos jovens. A sua ação baseia-se no princípio do plano inclinado.

Pancherz, Fischer (20 03)[35] investigaram a quantidade e a direção do crescimento condilar, o deslocamento da fossa glenoide e as alterações temporomandibulares "efectivas". Concluíram que, durante o tratamento Herbst, a quantidade e a direção das alterações temporomandibulares só foram temporariamente afectadas de forma favorável pelo tratamento Herbst.

Kulbersh P et al (2003)[36] investigaram os efeitos dentários e esqueléticos do MARA nas alterações anteriores, posteriores e verticais e concluíram que os resultados do tratamento com o MARA eram semelhantes aos produzidos pelo aparelho Herbst.

Popowich, Nebbe, Major (20 03)[37] efectuaram uma revisão sistemática para avaliar o efeito da terapia com o aparelho Herbst na morfologia da ATM, com especial referência à remodelação da fossa glenoide, remodelação do côndilo, posição do côndilo e posição do disco articular. Os estudos de ressonância magnética não forneceram evidências conclusivas de remodelação óssea ou mudança de posição do côndilo, enquanto o estudo de tomografia demonstrou uma pequena mudança de posição do côndilo.

Voudouris et al (2003)[38] investigaram a modificação da fossa do côndilo e a interação muscular no tratamento de Herbst e concluíram que a hiperatividade dos músculos pterigóides laterais não estava associada à modificação da fossa glenoide do côndilo com aparelho funcional, e que outros factores, tais como forças de estiramento recíprocas e subsequente transdução ao longo da fibrocartilagem entre o côndilo deslocado e a fossa, podem desempenhar um papel mais significativo na formação de novo osso.

Rabie, She, Hagg (20 03)[39] avaliaram o padrão temporal de expressão do Sox 9, o regulador da diferenciação dos condrócitos e do colagénio tipo II, e compararam-no com a expressão durante o crescimento natural. Concluíram que a expressão do Sox 9 e do colagénio tipo II acelerou quando a mandíbula foi posicionada para a frente, pelo que a terapia com aparelhos funcionais acelera e melhora o crescimento condilar, acelerando a diferenciação das células mesenquimatosas em condroblastos.

Chayanupatkul et al (2003)[40] monitorizaram a quantidade de osso formado após a remoção "precoce" e "tardia" de dispositivos de salto com mordida e concluíram que, no côndilo, a remoção precoce do aparelho resultou numa menor formação óssea, enquanto que a remoção tardia resultou numa formação óssea semelhante à do crescimento natural.

O'Brien (2003)41 avaliou a eficácia dos aparelhos Herbst e Twin Block para a má oclusão de Classe II div 2 estabelecida, através de um estudo multicêntrico randomizado e controlado, e concluiu que a fase I do tratamento foi mais rápida com o aparelho Herbst, mas a duração total do tratamento é semelhante à do aparelho Twin Block.

Xiong et al (2004)[42] estudaram a morfologia mandibular antes, durante e após o salto por mordida em espécies não adultas (ratos), utilizando dispositivos fixos de salto por mordida que protruíam a mandíbula. Concluíram que o bite jumping da mandíbula em ratos adultos afecta o tamanho e a angulação do processo condilar devido à aposição diferencial de osso na cabeça do côndilo.

Heinig N, Goz G (2004)4[3] estudaram a aplicação clínica e os efeitos do Forsus Spring, estudando-o durante um período de quatro meses para tratar 13 pacientes com má oclusão de classe II. Concluíram que melhorou consideravelmente a relação sagital e que é uma boa alternativa a outros aparelhos funcionais fixos.

Rothenberg et al (2004)2 relataram casos de classe II tratados com o corretor de mordida twin force em conjunto com os aparelhos fixos que mostraram uma melhoria na relação molar e canina, uma redução no overjet e um aumento na proclinação do incisivo inferior.

Rabie, Xiong, Hagg (2004)[44] avaliaram quantitativamente as alterações adaptativas nos côndilos de ratos ao posicionamento mandibular para a frente, indicando que o posicionamento mandibular para a frente provoca alterações no ambiente biofísico da ATM de ratos adultos, levando a uma adaptação condilar.

Schaefer et al (2004)[45] compararam os efeitos de 2 protocolos de tratamento para corrigir a desarmonia da classe II. A primeira fase consistiu em ortopedia funcional com o aparelho twin block ou com o aparelho Herbst com coroa de aço inoxidável. Seguida por uma fase de 2nd de terapia abrangente com aparelho fixo em ambos os protocolos. Concluíram que o aparelho Herbst e o aparelho Twin Block produziram modificações terapêuticas muito semelhantes em pacientes com Classe II, embora o último tenha apresentado uma correção quase 2 mm maior do diferencial maxilomandibular.

Ruf, Pancherz (2004)[46] avaliaram até que ponto o tratamento de adultos é uma alternativa à cirurgia ortognática, comparando os efeitos do tratamento dento-esquelético em indivíduos da classe II divisão 1 tratados com uma abordagem combinada de cirurgia ortognática e ortodontia ou com o aparelho de Herbst. Concluíram que o tratamento com Herbst pode ser considerado uma alternativa à cirurgia ortognática em adultos com má oclusão de classe II esquelética, especialmente quando uma grande melhoria facial não é o principal objetivo do tratamento.

Read et al (2004)[47] avaliaram a eficácia de um aparelho fixo Twin-block através de um estudo com um desenho de coorte prospetivo. Eles mostraram que esse aparelho foi eficaz na correção da má oclusão de Classe II. Concluíram que esse aparelho apresenta algumas vantagens em relação a outros aparelhos funcionais fixos e removíveis, mas isso deve ser testado com metodologia de estudos randomizados.

Kinzinger G, Diedrich P (2005)[48] estudou os efeitos esqueléticos durante o tratamento de más oclusões de Classe II em adolescentes e jovens adultos utilizando o Functional Mandibular Advancer. O estudo mostrou alterações significativas no crescimento mandibular e na correção da relação intermaxilar distal, mesmo após o surto de crescimento pubertário em adolescentes e jovens adultos.

Weschler D et al (2005)[49] estudaram a eficácia da ancoragem de três formas de ancoragem

i. e. ancoragem pré-molar com banda, ancoragem pré-molar-molar com banda e ancoragem com tala fundida. Concluíram que nenhuma das três formas de ancoragem podia evitar uma perda de ancoragem e que a ancoragem com tala de gesso não era melhor do que as duas formas de ancoragem com banda.

Nalbantgil et al (2005)[50] avaliaram as alterações esqueléticas, dentárias e de tecidos moles em pacientes adolescentes tardios tratados com Jasper Jumper aplicado com arcadas seccionadas. O estudo revelou que, em pacientes adolescentes tardios, o Jasper Jumper corrigiu discrepâncias de classe II principalmente através de alterações dentoalveolares. Sugeriram que este método de tratamento poderia ser uma alternativa à cirurgia ortognática em casos de classe II limítrofes.

Pancherz et al (2006)[51] num estudo retrospetivo a longo prazo compararam as alterações a curto e a longo prazo do tratamento Herbst em indivíduos da classe II divisão 1 dos tipos faciais retrognático e prognático. Concluíram que, a longo prazo, os indivíduos retrognatas são propensos a apresentar alterações mandibulares mais desfavoráveis do que os indivíduos prognatas e, por conseguinte, podem apresentar um maior risco de recidiva oclusal quando não é atingida uma oclusão de classe I estável após o tratamento.

Malik, Read MJ (2006)[52] desenvolveu um aparelho funcional fixo Clip On para pacientes não complacentes. Trata-se de uma versão modificada do aparelho removível Twin Block, em que os blocos duplos de acrílico são fixados às bandas com tubos linguais Wilson 3D e seccionais 3D.

Ryan V et al (2006)[53] avaliaram a investigação cefalométrica e tomográfica das alterações esqueléticas e dentárias em pacientes com má oclusão de Classe II tratados com o aparelho Edgewise Herbst. Concluíram que o tratamento da Classe II com o aparelho Edgewise Herbst é acompanhado de alterações esqueléticas e dentárias e que o movimento da mandíbula para frente e para baixo, com mudanças mínimas na posição dos côndilos na fossa, sugere uma combinação de crescimento condilar e remodelação da fossa glenoide com o tratamento.

Seniz Karacay et al (2006)[54] compararam os efeitos do Forsus Nitinol Flat Spring (FNFS) e do Jasper Jumper (JJ) na correção das más oclusões de classe II divisão 1. Concluíram que ambos os aparelhos foram eficazes no tratamento da má oclusão de classe II e revelaram praticamente as mesmas alterações nos parâmetros esqueléticos, dentários e dos tecidos moles.

Flores MC et al (2006)[55] avaliaram as alterações nos tecidos moles faciais após o uso de aparelhos funcionais fixos em casos de má oclusão de Classe II divisão 1, através de uma revisão sistemática da literatura. Concluíram que houve melhora da convexidade facial. As alterações produzidas pelos aparelhos funcionais fixos parecem restringir o movimento do lábio superior para frente. Não foi encontrada nenhuma alteração na posição anteroposterior do lábio inferior e do tecido mole mentoniano.

Vogt W (2006)[56] relatou casos de classe II tratados com o aparelho Forsus Fatigue Resistant em conjunto com a terapia com aparelhos fixos que mostraram uma melhoria na relação molar e canina e uma redução do overjet.

Antonarakis GS et al (2007)[57] fizeram uma meta-análise para avaliar os efeitos esqueléticos e dentários ântero-posteriores a curto prazo na má oclusão de Classe II em pacientes em crescimento, após o tratamento com aparelhos funcionais (ativadores ou twin block), tração extra-oral ou aparelhos combinados (aparelhos com componentes funcionais e de tração extra-oral), com base em dados publicados. Concluíram que, estando as alterações intermaxilares presentes em todos os grupos de aparelhos, a resposta anteroposterior ao tratamento após o uso de aparelhos funcionais e/ou tração extra-oral em pacientes com má oclusão de Classe II em crescimento é mais evidente num dos dois maxilares (mandíbula para activadores e aparelhos combinados e maxila para tração extra-oral), exceto no grupo twin block, que apresenta alterações em ambos os maxilares.

Flores-Mir C et al (2007)58 avaliaram as alterações esqueléticas e dentárias em indivíduos em crescimento, através de telerradiografias em norma lateral obtidas após o uso exclusivo de aparelhos Herbst tipo splint em más oclusões de Classe II divisão 1, e concluíram que as alterações dentárias são tão importantes quanto as alterações esqueléticas para a obtenção dos resultados oclusais finais. Ensaios clínicos randomizados, prospectivos, duplo-cegos e de longo prazo são necessários para corroborar essas conclusões.

Ruf S et al (2008)59 realizaram um estudo retrospetivo para analisar e comparar as alterações oclusais pós-tratamento da Classe II divisão 2 com o aparelho de Herbst em adolescentes precoces, adolescentes tardios e adultos, e concluíram que o tratamento ortodôntico das más oclusões de Classe II divisão 2 com o aparelho de Herbst apresentou estabilidade oclusal aceitável e apenas pequenas diferenças entre os grupos. No entanto, as tendências de recidiva foram observadas mais frequentemente em adultos do que em adolescentes.

Serbesis C et al (2008)[60] realizaram um estudo para avaliar as alterações "efetivas" da articulação temporomandibular (ATM) (a soma da modelagem condilar, modelagem da fossa glenoide e alterações da posição condilar dentro da fossa), e sua influência na posição do mento em pacientes com má oclusão de Classe II divisão 1, tratados ortodonticamente com aparelho multibraquetes e elásticos de Classe II (TipEdge) e ortopedicamente com aparelho funcional fixo (Herbst), e concluiu que a terapia ortodôntica com aparelho multibraquetes e elásticos de Classe II parece não ter nenhum efeito ortopédico sagital favorável na mandíbula, enquanto o salto de mordida com o aparelho Herbst tem um efeito ortopédico sagital favorável em curto espaço de tempo.

Frye L et al (2009)[61] realizaram um ensaio clínico para investigar e comparar os resultados após o tratamento de uma má oclusão de Classe II esquelética com dois aparelhos ortodônticos funcionais fixos, o aparelho de Herbst e o Functional Mandibular Advancer, avaliando seus efeitos esqueléticos e dentoalveolares e a repercussão no perfil em relação à idade do paciente, e os resultados mostraram que Apenas ligeiros efeitos sagitais esqueléticos, que eram independentes da idade, foram observados como resultado do tratamento com aparelhos ortodônticos funcionais fixos. O aumento da altura facial durante o tratamento é maior do que o que seria esperado de um crescimento sem essa influência. Os efeitos dentários compensatórios aumentam com a idade do paciente.

Martin J et al (2009)[62] realizaram um estudo para comparar os efeitos do tratamento e a estabilidade a longo prazo do aparelho de Herbst stepwise e da osteotomia sagital split mandibular em pacientes adultos com Classe II esquelética e chegaram à conclusão de que a terapia com o aparelho de Herbst stepwise advancement pode ser usada para tratar pacientes adultos com Classe II esquelética limítrofe com estabilidade a longo prazo.

Siara-Olds NJ et al (2010)[63] realizaram um estudo para determinar se as alterações dento-esqueléticas a longo prazo em pacientes tratados com aparelhos funcionais dentários eram comparáveis entre si e com controlos pareados e mostraram que não foram observadas diferenças dento-esqueléticas significativas a longo prazo, entre os vários grupos de tratamento e controlos pareados.

Aidar LA et al (2010)[64] avaliaram as mudanças na posição e na forma do disco articular da articulação temporomandibular em adolescentes com má oclusão de Classe II divisão 1 e retrognatismo mandibular tratados com o aparelho de Herbst (fase

I) e aparelho ortodôntico fixo (fase II) e concluiu que, no final do tratamento em duas fases, em termos gerais, a posição e a forma do disco articular inicial foram mantidas.

Bock NC et al (2010)[65] analisaram a estabilidade oclusal a curto prazo da terapia Herbst em adultos com más oclusões de Classe II Divisão 1 e concluíram que o tratamento Herbst mostrou uma boa estabilidade oclusal 2,5 anos após o tratamento em adultos com más oclusões de Classe II Divisão 1.

Marsico E et al (2011)[66] analisaram a literatura atual em busca das melhores evidências (ensaios clínicos randomizados) sobre a eficácia dos aparelhos funcionais no crescimento mandibular a curto prazo e mostraram que as alterações esqueléticas eram estatisticamente significativas, mas improváveis de serem clinicamente significativas.

Franchi L et al (2011)[67] avaliaram os resultados dento-esqueléticos do Dispositivo Resistente à Fadiga Forsus em combinação com aparelhos fixos num grupo de pacientes Classe II em crescimento tratados consecutivamente e mostraram que o protocolo FRD é eficaz na correção da má oclusão de Classe II com uma combinação de modificações esqueléticas (principalmente maxilares) e dentoalveolares (principalmente mandibulares).

Mahamad IK et al (2012)68 compararam os efeitos dos aparelhos funcionais Twin-block e Forsus (FRD) na correção das más oclusões de Classe II divisão 1 de Angle e concluíram que a correção da Classe II com Twin-block se deve mais a alterações esqueléticas e dentoalveolares mandibulares, enquanto que com Forsus se deve mais a alterações dentoalveolares e menos a alterações esqueléticas.

Upadhyay M et al (2012)69 compararam os efeitos do tratamento da retração dos dentes anteriores maxilares com a ancoragem de mini-implantes em adultos jovens com divisão de Classe II

I malocclusion undergoing extraction of the maxillary first premolars with similar patients treated by a fixed functional appliance and concluded that the two treatment protocols provided adequate dental compensation for the Class II malocclusion, but did not correct the skeletal discrepancy.

Bowman AC et al (2013)[70] investigaram as experiências dos pacientes com o Dispositivo Resistente à Fadiga Forsus (FFRD) e concluíram que o FFRD é relativamente bem aceite pelos pacientes, que sentem algum desconforto e limitações funcionais; no entanto, o efeito geralmente diminui com o tempo e os pacientes adaptam-se ao aparelho.

Lima KJ et al (2013)[71] compararam as alterações dento-esqueléticas de pacientes com Classe

II Os autores estudaram a má oclusão de Classe 1 tratada com o aparelho Jasper jumper ou com o conjunto activator-headgear, ambos associados a aparelhos fixos, e concluíram que os efeitos de ambos eram semelhantes no tratamento da má oclusão de Classe II.

LeCornu M et al (2013)[72] analisaram as alterações esqueléticas tridimensionais em indivíduos com má oclusão de Classe II tratados com o aparelho de Herbst e compararam essas alterações com controlos de Classe II tratados, utilizando técnicas de sobreposição tridimensional e mostraram que os pacientes de Classe II tratados com o aparelho de Herbst demonstraram um deslocamento anterior dos côndilos e das fossas glenóides, juntamente com a contenção maxilar.

Aslan BI et al (2014)[73] avaliaram os efeitos dentofaciais do Dispositivo Resistente à Fadiga Forsus (FRD) utilizado com ancoragem de mini-implantes (FRDMS) e concluíram que a correção do overjet e dos molares foi totalmente dentoalveolar. A inclinação labial desfavorável dos incisivos inferiores foi efetivamente minimizada com a utilização de mini-implantes.

Celikoglu M et al (2014)[74] apresentou um relato de caso para apresentar o tratamento de um paciente com má oclusão esquelética de Classe II com retrusão mandibular usando Forsus FRD com ancoragem de miniplaca e resultou que, após nove meses de uso do Forsus com ancoragem esquelética, as relações de caninos e molares de Classe I foram alcançadas e o overjet foi eliminado.

Baysal A et al (2014)[75] avaliaram os efeitos dento-esqueléticos das terapias com aparelhos Herbst e Twin Block (TB) na má oclusão de Classe II esquelética e concluíram que o aparelho Herbst é útil em pacientes de Classe II esquelética com protrusão dentoalveolar maxilar e retrusão dentoalveolar mandibular, enquanto o aparelho TB pode ser preferido para pacientes com retrognatismo mandibular esquelético.

Chaudhry A et al (2015)[76] avaliaram os efeitos de um aparelho funcional fixo (Forsus Fatigue Resistant Device) na mandíbula com uma análise tridimensional de tensões por elementos finitos e mostraram que este aparelho funcional fixo, estudado através da análise de modelos de elementos finitos, provocou um aumento da tensão máxima principal e da tensão de von Mises no osso cortical e na região condilar da mandíbula superior a 2 vezes.

Perinetti G et al (2015)[77] avaliaram os efeitos esqueléticos e dentoalveolares dos aparelhos funcionais fixos, isoladamente ou em combinação com aparelhos multibraquetes, na má oclusão de Classe II em pacientes púberes e pós-púberes e concluíram que o tratamento funcional fixo é eficaz no tratamento da má oclusão de Classe II com efeitos esqueléticos quando realizado durante a fase de crescimento puberal.

Chhibber A et al (20 15)[78] descreveram o tratamento de uma mulher de 19 anos de idade com os primeiros molares inferiores em falta devido a cáries. Foi utilizado um aparelho funcional fixo para reforço da ancoragem durante a protracção dos segundos molares inferiores. Foram realizados oito milímetros de protração bilateral com movimento mesial dos molares e sem inclinação lingual dos incisivos.

Temani P et al (2016)[79] avaliaram as alterações volumétricas no espaço aéreo faríngeo usando tomografia computadorizada de feixe cônico (CBCT) em pacientes Classe II divisão 1 com mandíbula retrognática tratados com aparelho funcional fixo Forsus-e compará-las com os achados pré-tratamento e concluíram que o aparelho funcional Forsusfixed pode ser um aparelho promissor para melhorar o volume das vias aéreas faríngeas em pacientes Classe II divisão 1 com mandíbula retrognática, prevenindo assim a apneia obstrutiva do sono e outros problemas respiratórios no futuro.

Basavaraddi S et al (2016)[80] descreveu um caso em que o aparelho funcional fixo foi utilizado com sucesso para aliviar a mordida profunda e o overjet que se seguiu após o nivelamento e alinhamento e demonstrou que o aparelho funcional fixo pode atuar como um "corretor não complacente" e o uso de elásticos de Classe II pode ser evitado.

Bock NC et al (2016)[81] procuraram evidências científicas sobre a estabilidade dos resultados do tratamento obtidos através da terapia com aparelhos funcionais fixos da Classe II e para avaliar possíveis diferenças entre aparelhos e concluíram que as evidências científicas sobre a estabilidade dos resultados do tratamento são inexistentes para a maioria dos aparelhos funcionais fixos para a correção da Classe II, exceto para o tratamento com o aparelho Herbst.

Tomblyn T et al (2016)[82] investigaram as alterações esqueléticas e dentárias em pacientes tratados com um aparelho Herbst com banda reforçada durante um período prolongado e terapia com aparelho fixo e concluíram que a maioria das alterações após a terapia Herbst e aparelho fixo foram dentoalveolares (62%).

Candir M et al (2017)[83] investigaram a proporção de componentes esqueléticos/dentoalveolares para correção da má oclusão de Classe II em relação ao pico de crescimento puberal (PGP) entre pacientes tratados com o aparelho de bloqueio de avanço mandibular (MALU) e mostraram que o tratamento iniciado antes ou durante o PGP parece resultar em uma relação SNA/SNB mais favorável e menos inclinação dos incisivos inferiores do que quando o tratamento é iniciado após o PGP.

Aras I et al (2017)[84] compararam a eficácia de tratamentos abrangentes com aparelhos fixos implementados em combinação com Forsus ou elásticos intermaxilares em indivíduos com subdivisão de Classe II e concluíram que o Forsus é mais eficaz na correção da má oclusão de subdivisão de Classe II num período de tratamento mais curto, com um mínimo de adesão do paciente.

Jung MH et al (2017)[85] ilustraram os efeitos da terapia com hormona do crescimento (GH) e do tratamento com aparelho funcional fixo num paciente de 13 anos com má oclusão de Classe II sem deficiência de GH e concluíram que a mandíbula cresceu significativamente durante o tratamento com aparelho funcional fixo combinado com a terapia com GH, com resultados estáveis durante 2 anos e 11 meses de retenção.

Eissa O et al (2017)[86] avaliaram os efeitos esqueléticos, dentários e nos tecidos moles do Dispositivo Resistente à Fadiga (FRD) Forsus utilizado com ancoragem de mini-implantes e compararam-nos com os do FRD Forsus convencional e mostraram que a utilização de mini-implantes com o Forsus não melhorou o crescimento mandibular para a frente nem impediu a inclinação labial dos incisivos mandibulares.

Janson G et al (2018)[87] compararam as alterações dos tecidos moles e o estado pós-tratamento após o tratamento completo com aparelho funcional fixo sem extração e com extração de pré-molares superiores em pacientes com má oclusão de Classe II divisão 1. As alterações nos tecidos moles e o estado pós-tratamento da má oclusão de Classe II divisão 1 tratada com aparelhos funcionais fixos associados a aparelhos fixos e extração de dois pré-molares superiores são semelhantes em pacientes com puberdade tardia.

Arora V et al (20 1 8)[88] avaliaram e compararam os efeitos do PowerScope e do Forsus no tratamento da má oclusão de Classe II divisão 1 e concluíram que a percentagem de efeitos dentoalveolares na correção da má oclusão de Classe II é maior para o PowerScope quando comparado com o Forsus. O conforto do paciente foi o mesmo com ambos os aparelhos.

Eissa O et al (2018)[89] avaliaram as alterações esqueléticas, dentárias e dos tecidos moles após a utilização de um dispositivo Forsus fatigue-resistant (FRD) invertido ancorado em mini-parafuso no tratamento da má oclusão de Classe III e concluíram que a utilização de um FRD invertido ancorado em mini-parafuso poderia efetivamente aumentar o crescimento da maxila para a frente e resultar na rotação do plano oclusal no sentido contrário ao dos ponteiros do relógio.

Diagnóstico e planeamento do tratamento em terapia funcional fixa

Embora os princípios que regem o tratamento funcional em geral se apliquem igualmente ao tratamento funcional fixo, há que ter em conta certas considerações especiais.

Base anatómica de várias más oclusões de classe II

Por definição, os aparelhos funcionais devem ser usados nos casos de má oclusão de classe II, que são causados por deficiência mandibular. O defeito subjacente pode ser uma mandíbula pequena, ou uma mandíbula de tamanho normal mas retrusivamente posicionada, ou um segmento dento-alveolar mandibular retrusivamente posicionado numa mandíbula normal, ou uma combinação de qualquer um destes. Quando a classe II é devida a um excesso maxilar puro, está indicada uma abordagem ortopédica em vez de funcional. No entanto, esses casos são relativamente menos numerosos. Outro grupo de casos de classe II esquelética deve-se a uma combinação (em graus variáveis) de excesso maxilar e deficiência mandibular. Estes necessitam de tratamento funcional em combinação com a correção ortopédica.

Decisão de base

Assim, uma rotação mandibular para trás pode causar ou agravar a classe II esquelética, enquanto uma rotação mandibular para frente pode compensar, pelo menos parcialmente, a relação maxilo-mandibular de classe II. Quanto maior for a contribuição da aberração vertical para a gravidade da má oclusão de classe II, mais difícil será a modulação do crescimento. Casos com problemas verticais muito severos são melhor tratados por cirurgia após o crescimento ter terminado.

Do mesmo modo, os tecidos moles podem estar a corresponder à anomalia de classe II dos tecidos duros, ou podem compensar ou agravar esta última. Por conseguinte, as leituras dos tecidos moles devem ser consideradas juntamente com as leituras dos tecidos duros relacionados para avaliar o grau de gravidade da relação de classe

II.

Registos

O diagnóstico requer tanto a avaliação clínica como a cefalométrica. A primeira fornece uma estimativa qualitativa, enquanto a segunda fornece uma estimativa quantitativa. Os modelos de estudo são obviamente importantes para planear os detalhes do tratamento pré-funcional e funcional. Outros registos importantes são a ortopantomografia complementada com as radiografias IOPA necessárias, fotografias intra e extra orais e uma radiografia MP3 quando se pretende avaliar com precisão o estado de crescimento.

A avaliação clínica destes casos deve incluir uma história adequada que permita identificar o componente genético, se existir, o possível papel dos hábitos e o provável estado de crescimento a partir de informações como o aumento recente da altura e do peso, a menstruação no caso das raparigas e a alteração da voz no caso dos rapazes. As vistas frontal e de perfil do rosto devem ser examinadas com o doente de pé ou sentado numa posição confortável e com a cabeça na posição natural. Devem ser verificados os seguintes pontos:

1. Relação entre o lábio superior e o queixo e a perpendicular do nasion do tecido mole.
2. Proporcionalidades verticais e horizontais.
3. Assimetria mandibular.
4. Inclinação do plano mandibular.
5. Caraterísticas dos lábios, tais como competência ou ausência desta, proeminência dos lábios em relação ao nariz e ao queixo, ângulos naso-labiais e mento-labiais, hiperatividade mental.
6. Exposição dos incisivos em repouso e durante o sorriso.
7. Outras caraterísticas dentárias, como o espaçamento, o apinhamento, as mordidas cruzadas, os incisivos laterais superiores, a extensão dos movimentos

mandibulares, tanto para a frente como para os lados, e o espaço Freeway.

.

Interpretação dos resultados clínicos

As posições relativas do lábio superior e do mento em relação ao nasion do tecido mole ajudam a determinar se a convexidade facial se deve ao excesso maxilar ou à deficiência mandibular. As proporções verticais e a inclinação do plano mandibular indicam a contribuição das anomalias de crescimento vertical. As desproporções faciais horizontais ligeiras ou a assimetria mandibular podem ser tratadas com aparelhos funcionais, mas se forem de grau moderado a grave, a sua correção requer intervenção cirúrgica. A incompetência labial e as anomalias neuro-musculares, como a hiperatividade mental, são mais bem tratadas com um regulador Frankel, enquanto a classe II composta por exposição excessiva dos incisivos deve ser tratada com um bloco duplo (em que o membro superior é modificado numa tala de intrusão maxilar) combinado com um aparelho craniano. Outras caraterísticas dentárias ajudam a decidir se e qual tratamento pré-funcional com aparelhos removíveis ou fixos é necessário.

A O.V.T. clínica (avançar o maxilar inferior para a sua posição correta para ver a melhoria facial) é um bom passo de diagnóstico (Fig. 1). No entanto, se os incisivos superiores e inferiores forem protrusivos, a O.T.V. pode não parecer muito positiva, uma vez que cria uma aparência protrusiva bimaxilar de classe I. Deve-se compensar mentalmente as posições dos incisivos para decidir a adequação do tratamento funcional nesses casos. A V.T.O. também se torna cada vez mais desfavorável à medida que aumenta a contribuição da rotação mandibular para trás para a classe II.

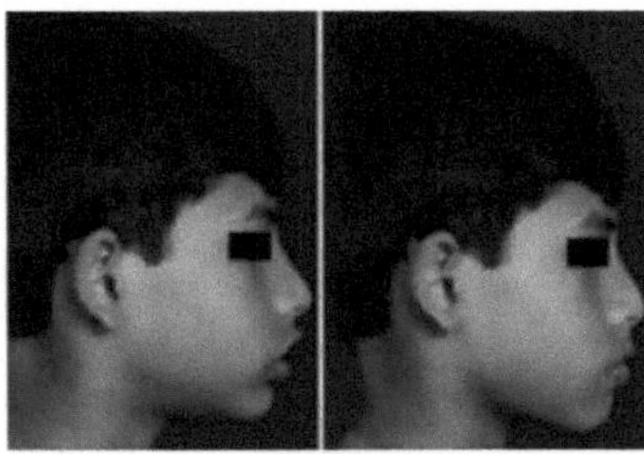

Fig. 1

Avaliação cefalométrica da má oclusão de Classe II:

Várias caraterísticas da relação de classe II são avaliadas quantitativamente nesta apreciação. Estas incluem os componentes esquelético, dentário e dos tecidos moles.

Avaliação do esqueleto e dos tecidos moles:

A gravidade da desproporção maxilo-mandibular é avaliada através de medidas como o ângulo ANB, a avaliação de Wit, as perpendiculares A e B ao plano FH, o ângulo NAPog, as proporções de tamanho do corpo da maxila e da mandíbula entre si (sendo o normal 2:3) e a diferença de comprimento unitário de Harvold.

As leituras correspondentes dos tecidos moles, como o ângulo de convexidade facial, o ângulo de convexidade total, a perpendicular subnasal aos tecidos moles e a perpendicular do pogónio à HF, também são consideradas simultaneamente para verificar se existe alguma compensação ou agravamento dos tecidos moles.

As leituras que ajudam a decidir se a falha está na maxila ou na mandíbula são os ângulos SNA e SNB, A e B perpendiculares à perpendicular N em FH.

Os tamanhos do corpo e do ramo mandibular são novamente verificados comparando-os com o comprimento da SN. Em média, a proporção entre o comprimento da SN e o tamanho do corpo deve ser de 20:21 e a proporção entre o comprimento do ramo e o tamanho do corpo deve ser de 5:7. A colocação do côndilo na fossa glenoide é avaliada a partir do ângulo da sela e do comprimento da base posterior do crânio. Quanto maior for a colocação posterior do côndilo, maiores são as probabilidades da sua deslocação para a frente.

As relações verticais são avaliadas a partir das seguintes leituras: relação entre a altura média e a altura inferior da face, ângulo do plano mandibular em relação ao SN e ao FH, ângulo do plano basal, relação de Jarabak, soma de Bjork, ângulo do eixo Y e eixo facial de Ricketts. A interação entre o plano sagital e o vertical é anotada para verificar se o vertical está a causar, agravar ou compensar a classe II

Dento-alveolar e respectivas leituras de tecidos moles:
Estas são importantes para decidir se é necessário algum tratamento pré-funcional para reduzir a inclinação dos incisivos superiores e inferiores. As leituras importantes para os incisivos superiores são o 1 superior para SN, e o I superior para NA, ambos em graus e mm. Estas são registadas em relação ao ângulo naso-labial e à tensão do lábio superior. Para os incisivos inferiores, os valores são os seguintes: incisivos inferiores em relação ao plano mandibular, 1 a NB inferior, em graus e mm, e a relação de Holdway. Estes são avaliados com referência ao ângulo mento-labial. Ambos os lábios são também avaliados em relação às várias linhas de referência, como a linha "E", a linha "S" e a linha "H".

Os outros pormenores importantes a registar no cefalograma são a passagem respiratória (para adenóides aumentados) e o estado de crescimento da maturação das vértebras cervicais.

Diagnóstico e planeamento do tratamento em terapia funcional fixa

Embora os princípios que regem o tratamento funcional em geral se apliquem igualmente ao tratamento funcional fixo, há que ter em conta certas considerações especiais.

Base anatómica de várias más oclusões de classe II

Por definição, os aparelhos funcionais devem ser usados nos casos de má oclusão de classe II, que são causados por deficiência mandibular. O defeito subjacente pode ser uma mandíbula pequena, ou uma mandíbula de tamanho normal mas retrusivamente posicionada, ou um segmento dento-alveolar mandibular retrusivamente posicionado numa mandíbula normal, ou uma combinação de qualquer um destes. Quando a classe II é devida a um excesso maxilar puro, está indicada uma abordagem ortopédica em vez de funcional. No entanto, esses casos são relativamente menos numerosos. Outro grupo de casos de classe II esquelética deve-se a uma combinação (em graus variáveis) de excesso maxilar e deficiência mandibular. Estes necessitam de tratamento funcional em combinação com a correção ortopédica.

Decisão de base

Assim, uma rotação mandibular para trás pode causar ou agravar a classe II esquelética, enquanto uma rotação mandibular para frente pode compensar, pelo menos parcialmente, a relação maxilo-mandibular de classe II. Quanto maior for a contribuição da aberração vertical para a gravidade da má oclusão de classe II, mais difícil será a modulação do crescimento. Casos com problemas verticais muito severos são melhor tratados por cirurgia após o crescimento ter terminado.

Do mesmo modo, os tecidos moles podem estar a corresponder à anomalia de classe II dos tecidos duros, ou podem compensar ou agravar esta última. Por conseguinte, as leituras dos tecidos moles devem ser consideradas juntamente com as leituras dos tecidos duros relacionados para avaliar o grau de gravidade da relação de classe II.

Registos

O diagnóstico requer tanto a avaliação clínica como a cefalométrica. A primeira fornece uma estimativa qualitativa, enquanto a segunda fornece uma estimativa quantitativa. Os modelos de estudo são obviamente importantes para planear os detalhes do tratamento pré-funcional e funcional. Outros registos importantes são a ortopantomografia complementada com as radiografias IOPA necessárias, fotografias intra e extra orais e uma radiografia MP3 quando se pretende avaliar com precisão o estado de crescimento.

A avaliação clínica destes casos deve incluir uma história adequada que permita identificar o componente genético, se existir, o possível papel dos hábitos e o provável estado de crescimento a partir de informações como o aumento recente da altura e do peso, a menstruação no caso das raparigas e a alteração da voz no caso dos rapazes. As vistas frontal e de perfil do rosto devem ser examinadas com o doente de pé ou sentado numa posição confortável e com a cabeça na posição natural. Devem ser verificados os seguintes pontos:

1. Relação entre o lábio superior e o queixo e a perpendicular do nasion do tecido mole.
2. Proporcionalidades verticais e horizontais.
3. Assimetria mandibular.
4. Inclinação do plano mandibular.
5. Caraterísticas labiais, tais como competência ou ausência desta, proeminência labial em relação ao nariz e ao queixo, ângulos naso-labiais e mento-labiais, hiperatividade mental.
6. Exposição dos incisivos em repouso e durante o sorriso.
7. Outras caraterísticas dentárias, como o espaçamento, o apinhamento, as mordidas cruzadas, os incisivos laterais superiores, a extensão dos movimentos mandibulares, tanto para a frente como para os lados, e o espaço Freeway.

.

Interpretação dos resultados clínicos

As posições relativas do lábio superior e do mento em relação ao nasion do tecido mole ajudam a determinar se a convexidade facial se deve ao excesso maxilar ou à deficiência mandibular. As proporções verticais e a inclinação do plano mandibular indicam a contribuição das anomalias de crescimento vertical. As desproporções faciais horizontais ligeiras ou a assimetria mandibular podem ser tratadas com aparelhos funcionais, mas se forem de grau moderado a grave, a sua correção requer intervenção cirúrgica. A incompetência labial e as anomalias neuro-musculares, como a hiperatividade mental, são mais bem tratadas com um regulador Frankel, enquanto a classe II composta por exposição excessiva dos incisivos deve ser tratada com um bloco duplo (em que o membro superior é modificado numa tala de intrusão maxilar) combinado com um aparelho craniano. Outras caraterísticas dentárias ajudam a decidir se e que tratamento pré-funcional com aparelhos removíveis ou fixos é necessário.

A O.V.T. clínica (avançar o maxilar inferior para a sua posição correta para ver a melhoria facial) é um bom passo de diagnóstico (Fig. 1). No entanto, se os incisivos superiores e inferiores forem protrusivos, a O.T.V. pode não parecer muito positiva, uma vez que cria uma aparência protrusiva bimaxilar de classe I. Deve-se compensar mentalmente as posições dos incisivos para decidir a adequação do tratamento funcional nesses casos. A V.T.O. também se torna cada vez mais desfavorável à medida que aumenta a contribuição da rotação mandibular para trás para a classe II.

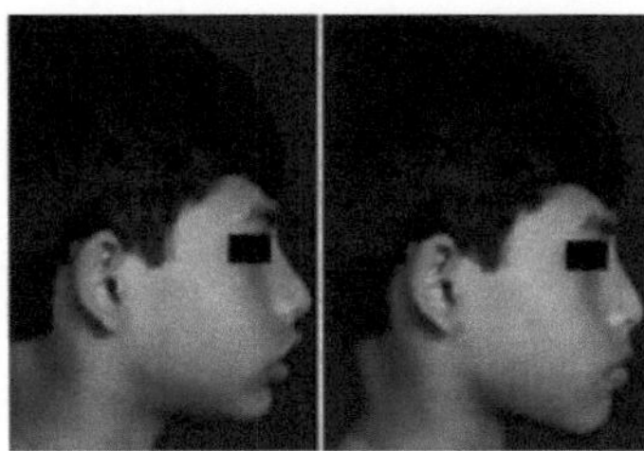

Fig. 1

Avaliação cefalométrica da má oclusão de Classe II:

Várias caraterísticas da relação de classe II são avaliadas quantitativamente nesta apreciação. Estas incluem os componentes esquelético, dentário e dos tecidos moles.

Avaliação do esqueleto e dos tecidos moles:

A gravidade da desproporção maxilo-mandibular é avaliada através de medidas como o ângulo ANB, a avaliação de Wit, as perpendiculares A e B ao plano FH, o ângulo NAPog, as proporções de tamanho do corpo da maxila e da mandíbula entre si (sendo o normal 2:3) e a diferença de comprimento unitário de Harvold.

As leituras correspondentes dos tecidos moles, como o ângulo de convexidade facial, o ângulo de convexidade total, a perpendicular subnasal aos tecidos moles e a perpendicular do pogónio à HF, também são consideradas simultaneamente para verificar se existe alguma compensação ou agravamento dos tecidos moles.

As leituras que ajudam a decidir se a falha está na maxila ou na mandíbula são os ângulos SNA e SNB, A e B perpendiculares à perpendicular N em FH.

Os tamanhos do corpo e do ramo mandibular são novamente verificados comparando-os com o comprimento da SN. Em média, a proporção entre o comprimento da SN e o tamanho do corpo deve ser de 20:21 e a proporção entre o comprimento do ramo e o tamanho do corpo deve ser de 5:7. A colocação do côndilo na fossa glenoide é avaliada a partir do ângulo da sela e do comprimento da base posterior do crânio. Quanto maior for a colocação posterior do côndilo, maiores são as probabilidades da sua deslocação para a frente.

As relações verticais são avaliadas a partir das seguintes leituras: relação entre a altura média e a altura inferior da face, ângulo do plano mandibular em relação ao SN e ao FH, ângulo do plano basal, relação de Jarabak, soma de Bjork, ângulo do eixo Y e eixo facial de Ricketts. A interação entre o plano sagital e o vertical é anotada para verificar se o vertical está a causar, agravar ou compensar a classe II

Dento-alveolar e respectivas leituras de tecidos moles:

Estes são importantes para decidir se é necessário algum tratamento pré-funcional para reduzir a inclinação dos incisivos superiores e inferiores. As leituras importantes para os incisivos superiores são o 1 superior para SN, e o I superior para NA, ambos em graus e mm. Estas são registadas em relação ao ângulo naso-labial e à tensão do lábio superior. Para os incisivos inferiores, os valores são os seguintes: incisivos inferiores em relação ao plano mandibular, 1 a NB inferior, em graus e mm, e a relação de Holdway. Estes são avaliados com referência ao ângulo mento-labial. Ambos os lábios são também avaliados em relação às várias linhas de referência, como a linha "E", a linha "S" e a linha "H".

Os outros pormenores importantes a registar no cefalograma são a passagem respiratória (para adenóides aumentados) e o estado de crescimento da maturação das vértebras cervicais.

Classificação dos aparelhos funcionais fixos (FFA) [5]

A. Aparelhos intermaxilares rígidos (RIMA)

1. Herbst Appliance Banded Herbst

Conceção

Tala de gesso Herbst Design

Coroa de aço inoxidável Herbst Design

Splint acrílico Herbst Design (cimentado ou colado) / (removível)

(superior colada e inferior amovível)

Modificações:

1. Herbst modificado de Goodman
2. Coroas de aço inoxidável superiores e acrílicas inferiores Avanço mandibular Unidade de bloqueio (MALU)
3. Dispositivo telescópico magnético
4. Flip-Lock Aparelho Herbst
5. Aparelho Hanks Telescópico Herbst
6. Telescópio Ventral
7. Saltitão Universal de Mordedura (UBJ)
8. Intrusão de mordida aberta Herbst
9. Aparelho IST (Intraoral Snoring Therapy)
10. Acordo de Splint Acrílico com Sistema de Dobradiça, para Dr. Amoric
11. Jumper de Mordedura Cantilever (CBJ)
12. Jumper de mordida móvel molar (MMBJ)
13. Tala de Reposicionamento do Avanço Mandibular (MARS)
14. Aparelho Corretor Mandibular (MCA)
15. Aparelho biopédico
16. Aparelho Ritto
17. Aparelho de protracção mandibular (MPA)

-Tipo I

-Tipo II

-Tipo III

-Tipo IV

18. Aparelho de Reposicionamento Anterior Mandibular.
19. Avanço Mandibular Funcional (FMA)

B. Aparelhos intermaxilares flexíveis (FIMA)

1. Camisola Jasper
2. Camisola tubular Scandee
3. Programador Flex (FD)
4. Bobinas de torção amoricas
5. Corretor de mordida ajustável (ABC)
6. Fixador de mordidas
7. Camisola suave
8. Klapper superspring II
9. Camisola de churros
10. Mola plana de nitinol Forsus
11. Pulôver de fita

C. Aparelhos híbridos (combinação de RIMA e FIMA)

1. Eureka Spring
2. Mola Universal Sabbagh (SUS)
3. Dispositivo resistente à fadiga Forsus
4. Dispositivo resistente à fadiga Forsus com haste de pressão direta
5. Corretor de mordida Twin Force
6. Twin Force Bite Corretor - Bloqueio duplo

D. Aparelhos que actuam como substitutos dos elásticos

1. O módulo de força calibrada
2. Fechos Alpern Classe II
3. Molas de Saif

Aparelhos intermaxilares rígidos (RIMA)

Estes aparelhos têm duas diferenças distintas em relação aos FIMAs:

- Os RIMAs não se fracturam facilmente, mas também não têm elasticidade ou flexibilidade.
- Após a instalação e ativação, não permitem que o doente feche em relação cêntrica. Isto significa que a mandíbula está numa posição avançada 24 horas por dia, criando um maior estímulo para o crescimento mandibular do que com os FIMAs.

O seu aparecimento data do início do século e a sua principal indicação é para o tratamento das más oclusões de Classe II. Basicamente, a correção consiste em avançar a mandíbula para uma posição anterior forçada para estimular o crescimento e harmonizar os defeitos esqueléticos. A maioria desses aparelhos não se adapta ao tratamento dos casos de Classe III.

O funcionamento dos RIMAs baseia-se num mecanismo telescópico que incentiva o reposicionamento para a frente do maxilar inferior à medida que o paciente fecha a oclusão. Existem inúmeros artigos publicados que descrevem o seu método de aplicação, função e resultados esperados a curto e longo prazo. Os efeitos esqueléticos produzidos com este tipo de aparelho são maiores do que com os FIMAs e estão bem descritos.

Somente no final da década de 80 surgiram diferentes desenhos de RIMAs. Também foram desenvolvidas alternativas de fixação que buscavam permitir maior liberdade de movimentação mandibular e também evitar movimentos dentários indesejados, principalmente os relacionados à intrusão e à inclinação vestibular dos incisivos inferiores.

Aparelhos intermaxilares flexíveis (FIMA)[5]

Os aparelhos intermaxilares flexíveis (AIMF) podem ser descritos como bobinas de torção intermaxilares ou molas fixas. A elasticidade e a flexibilidade são as principais caraterísticas dos aparelhos flexíveis.

Vantagens:

1) Permitem uma grande liberdade de movimentos da mandíbula.
2) Os movimentos laterais podem ser efectuados com facilidade.
3) É possível obter uma boa abertura mandibular.
4) O revestimento utilizado nas molas torna o aparelho confortável e higiénico.
5) Todos os Flexible Fixed Functional permitem que o paciente feche em relação cêntrica.
6) O Flexible Fixed Functional produz um efeito de "arnês" na dentição maxilar devido à força intrusiva aplicada aos segmentos posteriores maxilares e produz uma força intrusiva anterior na dentição inferior. Pode ser utilizado para obter uma ancoragem máxima, mantendo os molares superiores para trás à medida que os incisivos superiores são retraídos.

Desvantagem:

O principal inconveniente destes aparelhos é:

1) A propensão para a fratura pode ocorrer tanto no próprio aparelho (principalmente nas zonas com ângulos mais agudos) como no sistema de suporte (principalmente na arcada inferior).
2) Se, por um lado, a flexibilidade é uma vantagem, por outro, tende a produzir fadiga nas molas.
3) Outro inconveniente é a tendência para mastigar o aparelho, o que pode contribuir para a sua quebra ou danificação.
4) Além disso, não são aparelhos muito estéticos. Se a curvatura da mola for acentuada, podem aparecer algumas protuberâncias nas bochechas.
5) Normalmente, são dispendiosos e requerem um grande inventário.

6) A cobertura pode degradar-se muito rapidamente se o doente a morder.
7) Os aparelhos funcionais fixos flexíveis não são recomendados na dentição mista, especialmente na dentição mista tardia, para evitar movimentos dentários indesejados.

Desde os anos oitenta, surgiram no mercado vários aparelhos com variações no revestimento e no tipo de molas, no método de fixação e na capacidade de substituição de componentes fracturados. O revestimento utilizado nas molas torna o aparelho mais confortável e higiénico, uma vez que os alimentos não se acumulam no interior da mola. A possibilidade de substituição dos componentes é importante, pois as fracturas são uma realidade inevitável. Quase todos são vendidos em kits de vários tamanhos que contêm componentes para o lado esquerdo e para o lado direito. Nem sempre é possível tratar um doente com apenas um tamanho, sendo necessário substituí-lo por um tamanho maior. Mais uma vez, este facto aumenta os custos.

Indicações:

Os FFFAs podem ser utilizados no tratamento das más oclusões de Classe I, II divisão 1 e 2 e III. A intenção quando surgiram era para o tratamento da Classe II, tanto em más oclusões caracterizadas por uma deficiência mandibular como em casos onde predominava um problema dentário. Posteriormente, a sua aplicação estendeu-se aos problemas de Classe I, especialmente quando se previa um tratamento que incluía a extração. O aparelho foi utilizado como reforço de ancoragem ou mesmo para distalização de molares. O aparelho também é utilizado no tipo reverso para o tratamento das más oclusões de Classe III, bem como em casos de discrepância da linha média.

Tipo de força:

O tipo de força exercida pelos FIMAs é de carácter contínuo e elástico. A quantidade de força é variável de acordo com

1) O padrão esquelético do paciente

Normalmente, nos casos braquifaciais, devido à sua forte musculatura, é necessário utilizar mais força (maior ativação) do que nos casos dolicofaciais.

2) O tamanho das cúspides:

A altura das cúspides dentárias é um fator a ter em conta no tratamento com FIMAs. Se o paciente tiver cúspides altas com boa intercuspidação, será necessário exercer uma maior ativação sobre a mola. Se o grande tamanho das cúspides estiver associado a um padrão esquelético braquifacial com forte musculatura, podemos prever um cenário clínico difícil e o aparelho estará sujeito a fracturas.

3) O tipo de movimento pretendido:

Se for necessário um avanço da mandíbula, como no tratamento de um caso retromandibular, a força exercida deve ser maior do que a utilizada quando se deseja apenas um movimento dentário para distalizar o molar superior e proclinar os incisivos inferiores. Se o objetivo do tratamento for a realização de movimentos dentoalveolares, o aparelho deve ser ativado minimamente, colocando um ligeiro arco no módulo de força. Para maximizar os movimentos dentoalveolares na arcada superior e minimizar qualquer perda de ancoragem na inferior, o fio superior não é amarrado.

O FFFA produz um efeito de "arnês" na dentição maxilar devido à força intrusiva aplicada aos segmentos posteriores da maxila e produz uma força intrusiva anterior na dentição inferior. Pode ser utilizado para obter uma ancoragem máxima, mantendo os molares superiores para trás à medida que os incisivos superiores são retraídos.

Devido à força intrusiva nos molares superiores, é comum uma mordida aberta posterior, bem como uma expansão posterior devido ao módulo de força deflectido. Outro movimento comum indesejado é a tendência para o molar inferior rodar mesiobucalmente, causando uma ligeira mordida cruzada posterior, especialmente quando os segundos molares não foram bandados. É de esperar alguma expansão vestibular nas arcadas superior e inferior, e a colocação de bandas nos segundos molares ajudará no alinhamento final. A colocação de um arco transpalatino ou lingual durante a fase de ativação da força ajudará a controlar a expansão vestibular indesejada de ambas as arcadas. A perda de oclusão aumenta a instabilidade, especialmente na dimensão transversal.

Preparação de Anchorage:

O movimento dentário mais indesejado é a proclinação dos incisivos inferiores. Para evitar este efeito, deve ser efectuada uma boa preparação de ancoragem. No entanto, num padrão braquifacial com uma musculatura forte, este movimento seria de esperar. Para aumentar a ancoragem e evitar movimentos dentários indesejados, podem ser utilizados vários sistemas adicionais, tais como uma barra transpalatina, arcos linguais ou braquetes dos incisivos inferiores com torque lingual.

A preparação correta da ancoragem é fundamental para obter resultados de sucesso. É necessário alinhar e nivelar as arcadas antes de colocar o fio final e ativar o módulo de força. Um fio de aço inoxidável de .017" x .025" ou .018" x .025" deve ser colocado antes de inserir o FFFA. Ao encaixar completamente os brackets em ambas as arcadas, especialmente na inferior, a ancoragem é mantida durante a ativação do módulo de força, prevenindo o movimento mesial indesejado dos incisivos inferiores e o movimento distal dos superiores. Quando se deseja proclinar os incisivos inferiores, como na Classe II divisão 2, pode ser vantajoso usar um fio de aço inoxidável .016" x .022" como fio final.

É vantajoso iniciar o tratamento em pacientes adolescentes quando a maioria dos dentes permanentes já erupcionou e os molares de 12 anos podem ser ligados. As FIMAs não são recomendadas na dentição mista, especialmente na dentição mista tardia, para evitar movimentos dentários indesejados.

Todos os FFFAs permitem que o doente feche em relação cêntrica. Quando o paciente fecha em relação cêntrica, o contorno do arco deve ser significativamente aumentado. Ao ativar ligeiramente em excesso o aparelho em relação cêntrica, o doente posiciona automaticamente a mandíbula para a frente. Esta é uma resposta natural para diminuir o módulo de força e aliviar o desconforto. O fio da arcada superior deve ser apertado para aumentar a ancoragem e minimizar os movimentos dentoalveolares.

Aparelhos híbridos (combinação de RIMA e FIMA):

São aparelhos que podem ser classificados como aparelhos híbridos, pois representam a combinação de um aparelho funcional fixo rígido (RFFA) com um aparelho funcional fixo flexível (FFFA).

Os aparelhos híbridos podem ser descritos como aparelhos rígidos com sistemas de molas helicoidais.

Objetivo:

O objetivo destes aparelhos é mover os dentes através da aplicação de uma força contínua elástica de 24 horas.

Força: A força gerada varia entre 150 e 200 gms.

Vantagens:

1. Substitui a utilização tradicional de elásticos e força extra-oral.
2. Redução da necessidade de cooperação do paciente.
3. A facilidade de colocação.

Devemos estar cientes de que o objetivo primário dos aparelhos híbridos não é reposicionar a mandíbula anteriormente. Se fosse esse o caso, não seria lógico reposicionar a mandíbula e, ao mesmo tempo, continuar exercendo força mesial inferior e distal superior. Os aparelhos funcionais fixos rígidos são a melhor opção para atingir esse objetivo, como está bem documentado na literatura. Com os RFFAs, uma vez que o aparelho é ativado, o paciente não pode fechar em relação cêntrica durante a fase de terapia

Um inconveniente geral dos aparelhos funcionais fixos rígidos é o facto de o aparelho fixo ter de ser colocado como um todo, para estabelecer a ancoragem necessária. Além disso, o controlo do movimento vestibular dos incisivos inferiores é importante. Nestes casos, por vezes é necessário recorrer a outros aparelhos de ancoragem. Por isso, pode ser bastante difícil utilizar esses aparelhos em dentições mistas.

Para obter os melhores resultados possíveis com uma grande quantidade de movimentos esqueléticos, a Ritto propõe uma filosofia de utilização da pré-estimulação muscular antes da colocação dos aparelhos fixos. Isto é feito em conjunto com um plano de tratamento baseado num modelo de padrão individualizado.

Biomecânica[64]

Uma compreensão clara e fundamental da mecânica envolvida na utilização de aparelhos funcionais fixos é imperativa para utilizar todo o seu potencial de efetuar alterações dentárias e esqueléticas. As considerações biomecânicas também permitem antecipar os efeitos adversos, especialmente na dentição, e conceber estratégias para os resolver. Um acréscimo a estes corretores interarcos é a sua capacidade de efetuar correcções unilaterais, bem como de servir de protetor de ancoragem nas regiões posterior superior e anterior inferior.

Por uma questão de simplicidade, a força de ativação da FFA é assumida no que se segue como tendo uma magnitude de força média de 2 N (200 p). Para clarificar a questão, o sistema de coordenadas tridimensional de acordo com Tweed é considerado numa perspetiva de primeira, segunda e terceira ordem. As setas tracejadas representam o sistema de forças no apoio ou no suporte. As setas sólidas e os arcos, no entanto, representam o sistema de forças no centro de resistência do dente ou do segmento dentário. Isto tem a vantagem de mostrar claramente o efeito que o FFA tem no dente ou no segmento do dente.

SISTEMA DE FORÇAS DE PRIMEIRA ORDEM

A. Sistema de forças sem estabilização contralateral (sem consolidação)

1. Molar superior

O que acontece se um FFA for fixado nos molares superiores sem estabilização contralateral?

A distalização, o deslocamento vestibular e a rotação distal-in do molar superior são a consequência. Em contraste, o canino inferior move-se da seguinte forma, a menos que seja estabilizado contralateralmente: deslocamento mesial e lingual e rotação mesial para dentro.

O movimento do molar superior pode ser reconhecido pelos seguintes factores, desde que o molar não esteja ligado a uma arcada contínua e não esteja estabilizado contralateralmente com uma arcada lingual:

— Distalização com 1,5 N(150p)
— Deslocação bucal com 0,8 N (80 p)
— In-rotação distal com 15 Nmm (1500 pmm) (Fig. 2)

O clínico pode observar uma abertura de espaço à frente do 1° molar, uma deslocação vestibular do molar e uma in-rotação distal.

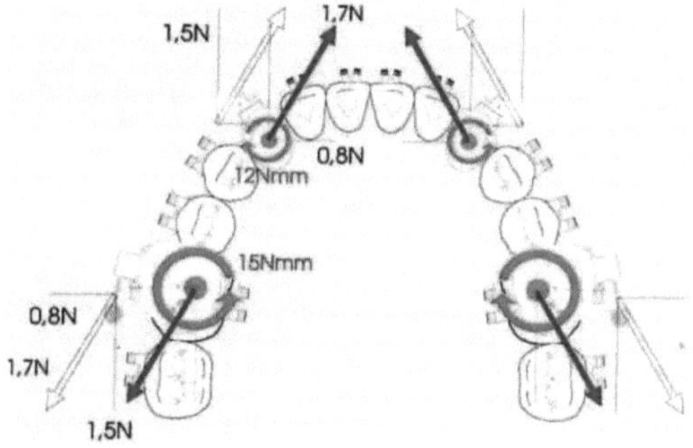

Fig. 2

2. Canino inferior

O canino inferior está sujeito às seguintes forças e momentos, exceto se estiver ligado a um arco contínuo:

— Força de protrusão de 1,5 N (150 p)
— Força de deslocação lingual de 0,8 N (80 p)
— Momento de rotação mesial de 12 N mm (1200 pmm)

Sem ser estabilizado com o lado contralateral, o canino seria deslocado numa posição lingual e a sua in-rotação mesial seria a consequência. Por isso, o canino é geralmente ligado pelo menos num segmento de canino a canino. Para evitar o espaçamento no seu aspeto distal, pode ser necessário um arco contínuo ou uma ligação ao molar.

B. Sistema de forças com estabilização contralateral (com consolidação)

1. Molares superiores e/ou segmentos posteriores

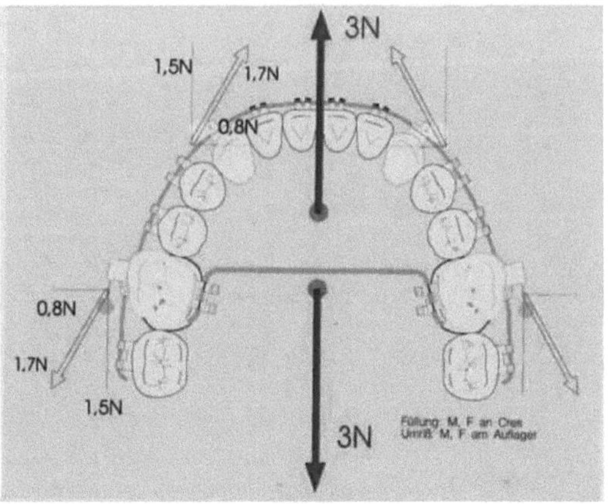

Fig. 3

Se for utilizado um arco transpalatino muito rígido, as forças de expansão esquerda e direita e as forças negativas anular-se-ão mutuamente. As duas forças restantes dirigidas distalmente somam 3 N (300 p). O espaçamento pode ocorrer na frente dos molares, a menos que seja evitado por uma ligadura em forma de oito ou por uma arcada contínua parada. Neste último caso, a força actua então em toda a arcada superior.

2. Segmento do incisivo inferior

Através da estabilização dos dois caninos inferiores por meio de um fio de arco ou de um retentor lingual, apenas a força dirigida ventralmente de 3 N (300 p) permanecerá como força resultante. Se não for utilizada uma ligadura em forma de oito ou um cinching, ocorrerão espaços na parte distal dos caninos. Com o cinching, a força de 3 N (300 p) actua em toda a arcada inferior.

SISTEMA DE FORÇAS DE SEGUNDA ORDEM

A. Sistema de forças sem estabilização da arcada dentária (sem consolidação)

1. Molar superior

Após a deslocação da força do suporte (tubo do arnês) para o centro de resistência do molar em causa, ocorre o seguinte movimento:

— Distalização com uma força de 1,7N (170 p)
— Intrusão com uma força de 1 N (100 p)
— Momento de inclinação para trás de 16 Nmm (1600 pmm)

Isto resulta no desenvolvimento de espaço mesial do molar e num ganho de espaço na região do pré-molar. Simultaneamente, ocorre uma mordida aberta devido à intrusão do molar. O momento tip-back inclina o molar para distal, o espaço mesial é alargado, ou as raízes dos molares podem protrair-se se as coroas dos molares não puderem inclinar-se para distal, por exemplo, porque o 2nd molar ou o dente do siso impede a coroa do primeiro molar de se desviar para distal.

2. Canino inferior e/ou segmento anterior

Se apenas os seis dentes inferiores da frente estiverem ligados para formar uma unidade, resulta o seguinte movimento:

— Avanço com uma força de 1,7 N (170 p)
— Intrusão com uma força de 1 N (100 p)

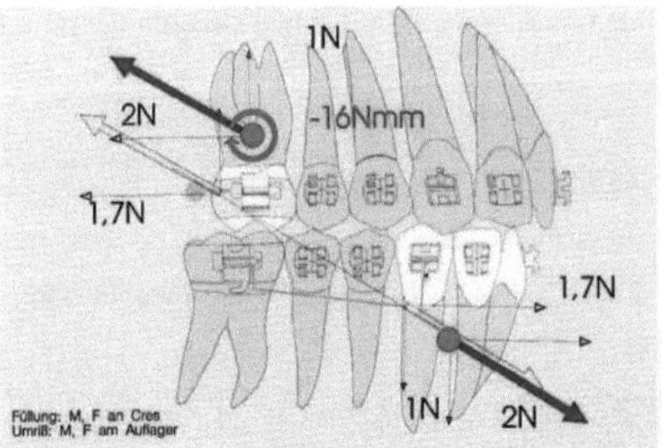

Fig. 4

Nenhum momento ocorre porque a linha de ação passa pelo centro de resistência anterior. Ocorre um avanço corporal do segmento anterior com espaçamento distal do canino, bem como intrusão. Com um padrão de crescimento dolicofacial, resulta uma mordida aberta frontal. No aspeto distal do canino ocorre um espaço.

B. Sistema de forças com estabilização da arcada dentária (com consolidação)

1. Arco superior

Através da inserção do molar na arcada contínua e do recrutamento por cintas e/ou ligaduras em forma de oito, o FFA actua em toda a arcada superior. Quanto mais rígida for a arcada contínua, mais eficaz será a ação. O seguinte sistema de forças ocorre então no centro de resistência do osso alveolar superior:

— Uma força de distalização de 1,7 N (170 p)

— Uma força de intrusão de 1 N (100 p)

— Um momento negativo (ponta para trás) de 30 Nmm (3000 pmm)

Isto inclina todo o complexo maxilar de tal forma que o plano oclusal se torna mais inclinado, com as seguintes consequências clínicas:

— Tendência para a extrusão dos dentes da frente com tendência para uma sobremordida profunda

— Tendência para a retroinclinação dos dentes da frente

— Distalização dos segmentos posteriores

— Intrusão da região molar

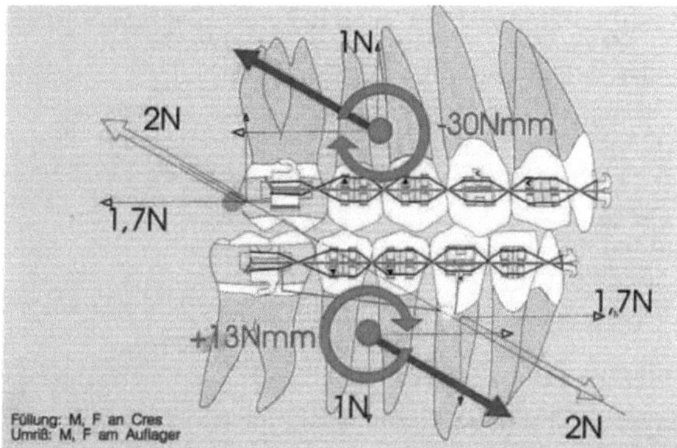

Fig. 5

Diz-se então que o plano oclusal superior se torna mais inclinado. Para os pacientes que inicialmente revelam a gengiva quando sorriem, este movimento pode manifestar um sorriso gengival.

O efeito do aparelho extrabucal FFA representa uma força dirigida craniodorsalmente, juntamente com um momento de inclinação para trás, tal como se espera de um aparelho extrabucal de tração alta, com a única diferença de que este sistema de forças actua continuamente durante vinte e quatro horas por dia, uma vez que o aparelho não pode ser removido pelo paciente. Isso geralmente não pode ser esperado quando o aparelho extrabucal é usado (Fig. 6).

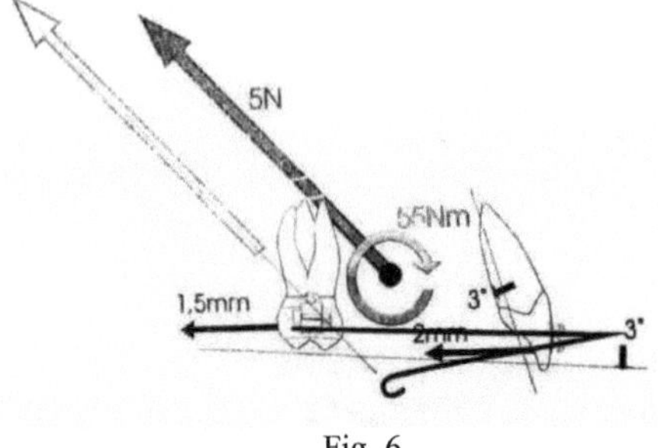

Fig. 6

2. Arco inferior

No centro de resistência do osso alveolar inferior estabilizado, o FFA produz intrusão com uma força de 1 N (100 p), uma força de deslocamento ventral de 1,7 N (170 p) e um momento de ponta para a frente de 13 Nmm (1300 pmm). As consequências clínicas são:

— Tendência para uma abertura de mordida, embora normalmente pequena devido à rotação anterior da mandíbula

— Estabelecimento da oclusão de Classe I através da força ventral e da inclinação - Inclinação do plano oclusal.

A rotação da maxila com as coroas para distal e a rotação da mandíbula com as coroas para ventral altera a intercuspidação da oclusão de Classe II para Classe I, apoiando assim a correção da discrepância maxilar através da distalização do maxilar superior e do avanço do maxilar inferior. A rotação do plano oclusal, por si só, em cerca de 2,5 graus, diminui a distal
oclusão de cerca de 1 mm.

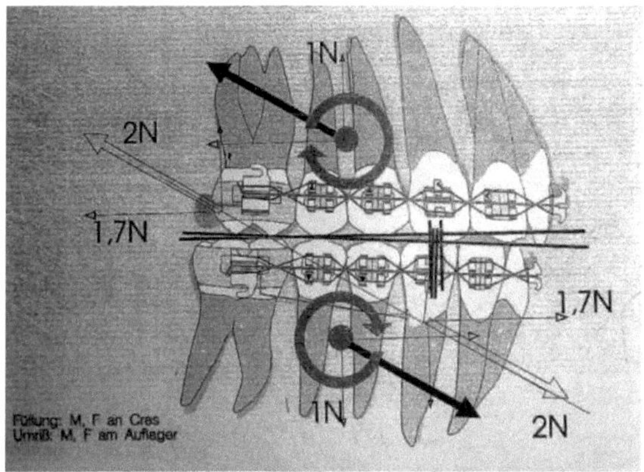

Fig. 7

Como mostra a Fig. 7, a inclinação da arcada superior e inferior tem um efeito colateral interessante, que apoia efetivamente o estabelecimento da oclusão de Classe 1, distalizando o maxilar superior e avançando o maxilar inferior. Como as arcadas dentárias giram em torno de centros de resistência diferentes, a intercuspidação das arcadas superior e inferior melhora na direção da Classe I.

SISTEMA DE FORÇAS DE TERCEIRA ORDEM

A. Sistema de forças sem estabilização contralateral

1. Molar superior

No centro de resistência do molar superior, resulta o seguinte sistema de forças:

- Força de intrusão de 1 N (100 p)
- Força bucal de 0,8 N (80 p)
- Momentos positivos de 17,5 Nmm (1750 pmm).

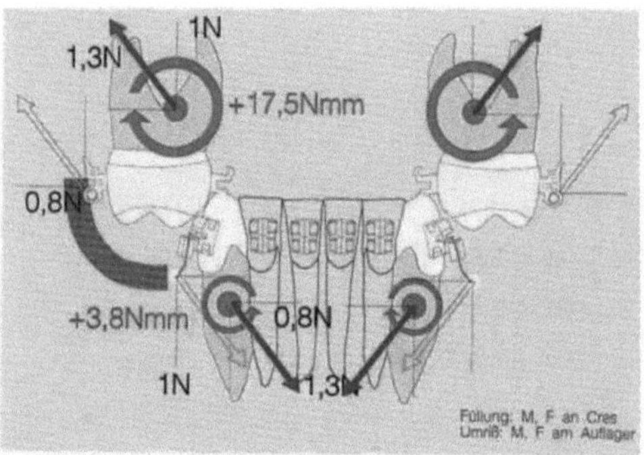

Fig. 8

Sistema de forças em vista de terceira ordem, relativo aos dentes individuais. O canino inferior é intruído com uma força de 1 N, levado para lingual com uma força de 0,8 N e está sujeito a um ligeiro torque vestibular da coroa de 3,8 Nmm. O molar superior é intrudido com uma força de 1 N, desloca-se para vestibular com 0,8 N e é sujeito a um forte torque vestibular da coroa de 17,5 Nmm. Em termos clínicos, isto significa intrusão molar seguida da geração de uma mordida aberta lateral, aumento da distância transversal do molar (expansão) e torque vestibular da coroa: as coroas dos molares são levadas muito para a bochecha. Além disso, este rolamento molar imita a intrusão das cúspides vestibulares e a extrusão das cúspides palatinas (cúspides palatinas supra-erupcionadas) e parece aumentar a expansão.

2. Canino inferior

O centro de resistência do canino inferior está sujeito às seguintes forças e momentos se não houver ligação ao lado contralateral:

— Força de intrusão de 1 N (100 p)
— Força lingual de 0,8 N (80 p)
— Momento positivo de 3,8 Nmm (380 pmm).

Em termos clínicos, a força de intrusão de 1 N (100 p) é de importância primordial. A força lingual é compensada pelo torque vestibular da coroa. A força de intrusão num canino isolado produz, teoricamente, uma mordida aberta frontal, mas esta é uma ocorrência rara, uma vez que este efeito é compensado pela rotação anterior inferior.

B: Sistema de força com estabilização contralateral

1. Molares superiores

Os componentes intrusivos combinam-se para formar uma resultante intrusiva de 2 N (200 p). A

outras forças e momentos anulam-se mutuamente. Em termos clínicos, desenvolve-se uma mordida aberta,

especialmente se os segundos molares não estiverem incorporados no arco.

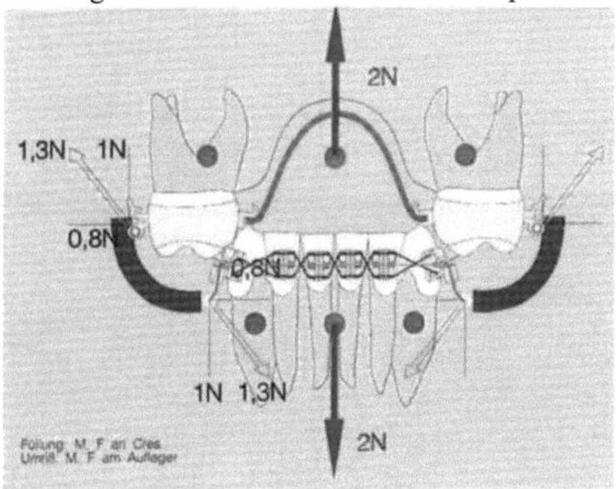

Fig. 9

2. Segmento do incisivo inferior

Também aqui, uma resultante intrusiva de cerca de 2 N (200 p) é tudo o que resta; isto é revelado em termos clínicos pela tendência para uma mordida aberta frontal (a menos que seja contrariada por automatismos e/ou outros factores funcionais).

O sistema de forças na visão de terceira ordem, mas agora em relação aos dentes estabilizados. Os incisivos inferiores são intruídos com uma força de 2 N, e a região molar superior é posteriormente intruida com cerca de 2 N (200 p). Isto induz a tendência para uma mordida aberta lateral no maxilar superior e para uma mordida aberta frontal no maxilar inferior. Assim, é necessário ter o devido cuidado quando se trata de um padrão de crescimento vertical.

APARELHOS INTERMAXILARES RÍGIDOS

I. APARELHO HERBST E SUAS MODIFICAÇÕES

A. APARELHO HERBST

O aparelho de Herbst é o precursor de todos os aparelhos funcionais fixos. Foi introduzido por um professor alemão, Emil Herbst, no congresso dentário internacional de Berlim em 1909. Em 1934, Herbst apresentou uma série de artigos no Zahnarztliche Rundschau sobre a sua experiência com o aparelho. Após 1934, no entanto, muito pouco foi publicado sobre o assunto, e o método de tratamento foi mais ou menos esquecido até 1979, quando Hans Pancherz o reintroduziu na literatura ortodôntica. Embora no passado o aparelho de Herbst tenha sido usado mais extensivamente na Europa, nos últimos anos ele tem se tornado cada vez mais popular nos Estados Unidos.

a. DESENVOLVIMENTO DO APARELHO HERBST

Originalmente, as partes telescópicas do aparelho Herbst eram curvas, em conformidade com a Curva de Spee. Os modelos posteriores eram, no entanto, rectos, como atualmente. Até 1934, Herbst fabricava os telescópios em prata alemã, mas recomendava o uso de ouro nos casos em que o aparelho tivesse de ser usado durante um período de tempo mais longo (mais de 6 meses). As bandas ou coroas/capas eram utilizadas nos dentes pilares. O material era prata alemã ou ouro.

b. CONCEPÇÃO BÁSICA DO APARELHO HERBST

O aparelho de Herbst (Fig. 10) é um dispositivo fixo de salto de mordida para o tratamento de más oclusões esqueléticas de Classe II. Pode ser comparado a uma articulação artificial entre a maxila e a mandíbula. Um mecanismo telescópico bilateral mantém a mandíbula numa posição anterior forçada durante todas as funções mandibulares, tais como falar, mastigar, morder e engolir.

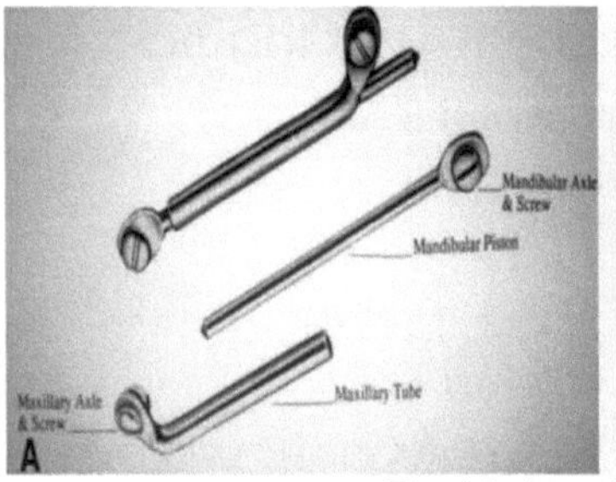

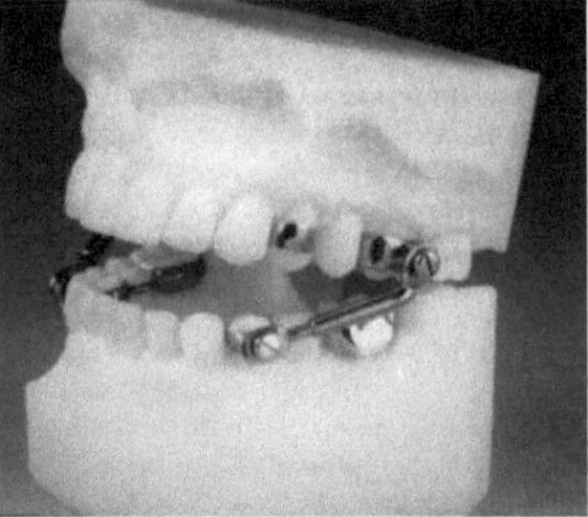

Fig. 10. Aparelho Herbst

O mecanismo do telescópio (tubo e êmbolo) é ligado a bandas ortodônticas, coroas ou talas. O tubo é posicionado na região do primeiro molar superior e o êmbolo na região do primeiro pré-molar inferior. Os telescópios permitem movimentos de abertura e fecho da mandíbula e, quando construídos corretamente, também são possíveis movimentos laterais da mandíbula.

Desenhos de electrodomésticos Herbst

Ao longo dos últimos 20 anos, foram desenvolvidos vários modelos do aparelho Herbst.

i. DESENHO DE HERBSTAS COM FAIXAS

Pancherz[4] modificou o desenho original de Herbst, utilizando bandas ortodônticas espessas (pelo menos 0,15 mm) nos primeiros pré-molares e primeiros molares superiores e inferiores. Uma barra lingual se estendia da banda do primeiro pré-molar até a banda do primeiro molar em cada lado da arcada maxilar. Na mandíbula, um arco lingual interligava os primeiros pré-molares. Eixos ou pivôs foram soldados à face vestibular das bandas dos primeiros molares superiores, de modo que os parafusos pudessem fixar os tubos no lugar. Os êmbolos foram fixados na face vestibular dos primeiros pré-molares inferiores de forma semelhante.

Pancherz modificou o desenho das bandas do aparelho Herbst à medida que foi adquirindo experiência com este aparelho.

Em 1981, os dentes superiores foram incluídos no aparelho através da colocação de braquetes nesses dentes. Um fio labial ligava esses braquetes aos braquetes das bandas dos primeiros pré-molares superiores. Na mandíbula, o arco lingual foi estendido posteriormente até os molares, que também foram bandados. Em 1983, os dentes anteriores inferiores foram incluídos na ancoragem através da colocação de braquetes nos dentes. Um fio labial foi preso aos braquetes e aos tubos acima dos eixos das bandas dos pré-molares.

A versão atual do aparelho com bandas incorpora unidades de ancoragem adicionais do desenho original de Pancherz. Quando utilizado na dentição permanente, as bandas são colocadas em todos os primeiros pré-molares e primeiros molares, e os fios vestibulares e linguais ligam as bandas dos pré-molares e molares.

Os fabricantes introduziram recentemente bandas pré-formadas mais espessas (0,010"), que aumentam a resistência do Herbst com bandas. Estas bandas em branco podem ser adaptadas e colocadas no laboratório diretamente sobre o modelo de trabalho. A vantagem para o ortodontista é a eliminação de uma consulta para a colocação das bandas.

ii. COROA DE AÇO INOXIDÁVEL DESIGN HERBST

Vários clínicos, incluindo Langford,[9] Dischinger defenderam a utilização de coroas de aço inoxidável como unidades de ancoragem. O projeto original incorporava coroas de aço inoxidável nos primeiros molares superiores, às quais eram soldados os pivots que eram utilizados para fixar os tubos maxilares do mecanismo de salto de mordida de Herbst.

Na arcada inferior, pode ser utilizada uma de duas concepções. Ambos os desenhos envolvem a colocação de coroas de aço inoxidável nos primeiros pré-molares inferiores. O desenho Tipo II incorpora bandas nos primeiros molares inferiores que estão ligadas às coroas de aço inoxidável e entre si por meio de um fio lingual de aço inoxidável de 0,045".

Outro tipo de Herbst com coroa de aço inoxidável, recomendado por Dischinger[91] , foi denominado Herbst cantilever (Fig. 11), devido aos braços de extensão mandibular que são ancorados em coroas de aço inoxidável nos primeiros molares inferiores. Como as coroas estão apenas nos molares permanentes, este tipo de aparelho tem sido defendido para uso em pacientes tanto na dentição mista quanto na dentição permanente precoce. Dischinger também defende esse desenho de aparelho porque ele minimiza o vetor anterior de força transferido para os incisivos inferiores, movendo o vetor de força dos pré-molares inferiores para os primeiros molares.

O desenho cantilever Herbst incorpora coroas de aço inoxidável em todos os primeiros molares permanentes superiores e inferiores. A parte inferior do aparelho apresenta braços de extensão de metal pesado que são colocados em cantilever nos primeiros molares inferiores. Estes braços estendem-se anteriormente, lateralmente à dentição e terminam na região do primeiro pré-molar. O eixo de Herbst é soldado ao braço cantilever adjacente à superfície vestibular do primeiro pré-molar inferior. Para além disso, podem ser adicionados fios de suporte em forma de apoios oclusais aos segundos molares decíduos inferiores ou aos segundos molares permanentes, para uma estabilização adicional do aparelho.

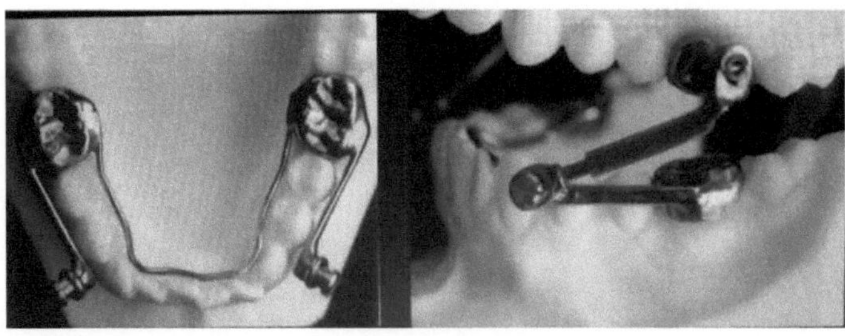

Fig. 11. Aparelho Herbst em consola

- Preparação da dentição antes do tratamento Herbst

Como acontece com um número significativo de más oclusões de Classe II, pode ser necessário algum tipo de descompensação dentária antes do início do tratamento com Herbst. Tal como acontece com outros tipos de aparelhos funcionais, a preparação de uma arcada dentária para um aparelho Herbst não deve ser diferente, em termos conceptuais, da preparação de um paciente para uma cirurgia ortognática. Os incisivos inferiores proclinados devem ser retraídos.

Os incisivos superiores com inclinação lingual devem ser proclinados com aparelho fixo. Os incisivos superiores extruídos devem ser intruídos.

- **Registo de mordidelas**

Pancherz e Clark, defenderam um registo de mordida incisal de borda a borda e relataram excelentes resultados de tratamento. Por outro lado, Frankel defendeu um método de avanço "passo a passo", em que a mordida é avançada em incrementos de 2-3 mm. Ambos os métodos são facilmente adaptados com esta técnica

Nos doentes com uma sobremordida de 7 mm ou menos, o registo da mordida deve ser efectuado numa posição incisal de extremo a extremo. Nos pacientes com sobremordidas superiores a 7 mm, a mordida deve ser efectuada a meio caminho entre a relação cêntrica e uma posição incisal de extremo a extremo, com um avanço subsequente da mandíbula para uma relação de extremo a extremo 2-4 meses mais tarde. O registo da mordida é enviado para o laboratório juntamente com os modelos de trabalho com instruções.

iii. Tala acrílica Herbst Appliance

Desenvolvida no início dos anos 80 por Howe[10] , McNamara, e colaboradores. Originalmente concebido numa tentativa de substituir o Herbst com bandas, propenso a rupturas, o splint acrílico tem agora várias aplicações de tratamento.

Como um desenho alternativo de Herbst para correção da Classe II, a tala acrílica Herbst é muito eficaz, especialmente quando combinada com um parafuso de expansão superior. O desenho da tala acrílica também tem sido utilizado como aparelho removível no tratamento de desordens temporomandibulares e distúrbios do sono.

- **Partes do aparelho**

O aparelho de Herbst de tala acrílica (Fig. 12) é composto por uma estrutura de arame, sobre a qual foi adaptada uma tala acrílica de 2,5-3,0 mm de espessura. Em vista lateral, as talas de acrílico cobrem todos os dentes inferiores, com exceção dos segundos molares. O desenho da tala superior varia consoante se trate de uma tala fixa ou amovível. Se a tala for removível, os dentes posteriores são cobertos desde os caninos até os primeiros molares; se a tala superior for colada, as superfícies vestibulares dos caninos não são cobertas com acrílico. Os eixos do mecanismo de salto de mordida de Herbst são soldados adjacentes aos primeiros pré-molares inferiores e aos primeiros molares superiores.

A tala inferior, que é sempre amovível, é aparada de modo a que um terço a metade das superfícies labiais dos incisivos inferiores sejam cobertas pela tala. Este tipo de cobertura dos incisivos inferiores ajuda na retenção da tala inferior durante o tratamento.

A tala inferior tem uma cobertura oclusal completa que se estende desde o primeiro molar inferior até ao primeiro molar inferior. Se os segundos molares estão presentes, os descansos oclusais também são fornecidos. Os eixos que conectam o mecanismo de salto de mordida Herbst ao splint são soldados ao arco base no aspeto mesial do primeiro pré-molar inferior antes da adição do acrílico.

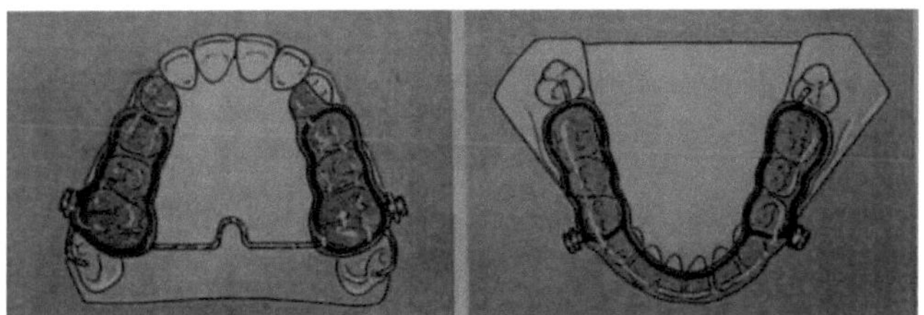

Fig. 12. Splint acrílico Herbst Appliance

EFEITOS DO TRATAMENTO COM O APARELHO HERBST

O aparelho de Herbst tem sido uma das técnicas ortodônticas ou ortopédicas mais estudadas, em grande parte devido aos excelentes estudos clínicos de Pancherz e outros.

1. Efeitos na maxila

- Alterações no tratamento

Muitos estudos[4,14] têm demonstrado que os pacientes tratados com o aparelho Herbst durante um período de seis meses ou mais sofrem uma ligeira redução do ângulo SNA, enquanto que nos controlos não tratados não se observa qualquer alteração ou um ligeiro aumento do ângulo SNA. Esta ligeira redução do ângulo SNA é normalmente observada após o tratamento com Herbst, embora muitas vezes não sejam encontradas diferenças significativas no comprimento do maxilar (em relação ao côndilo ou à articulação).

McNamara e colaboradores[16] compararam os efeitos do tratamento com o aparelho Herbst com placa de acrílico com controles Classe II não tratados, durante um período de 12 meses. Embora não tenha sido observada uma diferença significativa no ângulo SNA quando o aparelho Herbst foi comparado com controlos não tratados, foi detectada uma ligeira inibição do comprimento médio-facial. A redução de 0,5 mm no crescimento não tem um efeito clinicamente significativo no crescimento e desenvolvimento do complexo maxilar.

- **Alterações pós-tratamento**

Durante os primeiros doze meses após a remoção do aparelho Herbst, as modestas alterações maxilares produzidas durante o tratamento geralmente se recuperam. Pancherz observou que a influência do salto de mordida no crescimento maxilar parece ser reversível ou "temporária". O prognatismo maxilar (ângulo SNA) foi reduzido ligeiramente durante o tratamento (81,0° para 80,3°), mas durante um período de acompanhamento de 12 meses, o crescimento maxilar aumentou, e o ângulo SNA recuperou para valores próximos aos do pré-tratamento (80,8°). Pancherz e Hansen constataram que as medidas angulares após 12 meses de tratamento (81,8°, ângulo SNA) eram semelhantes aos valores pré-tratamento (81,9°).[92]

Em resumo, foi encontrada uma ligeira inibição do crescimento da maxila para a frente durante o tratamento, bem como durante o período pós-tratamento. Em geral, a quantidade de inibição, no entanto, não é clinicamente relevante.

2. **Efeitos na dentição maxilar**

- **Alterações de tratamento nos molares**

O mecanismo telescópico do aparelho Herbst coloca um vetor de força para cima e para trás sobre os primeiros molares superiores. A distalização e a intrusão dos molares posteriores foram demonstradas com a terapia com o aparelho Herbst.[13] Após sete meses de terapia com o aparelho Herbst, Pancherz e Anehus-Pancherz verificaram que os primeiros molares superiores foram distalizados em 96% dos indivíduos, com uma média de distalização dos primeiros molares de 2,1 mm (máximo de 4,5 mm). A intrusão dos primeiros molares superiores também foi observada em 69% dos indivíduos, resultando em uma intrusão média de 0,7 mm durante o tratamento (máximo de 3,5 mm).[92]

- **Alterações de tratamento nos incisivos**

A maioria dos estudos constatou que a posição dos incisivos superiores permanece inalterada após a terapia de Herbst.[4] McNamara e colaboradores[16] relataram que o incisivo superior se moveu lingualmente 1,4 mm e extruiu 0,8 mm em relação aos controlos não tratados.

- **Alterações pós-tratamento nos molares**

Uma avaliação a curto prazo do período pós-tratamento efectuada por Hansen e Pancherz constatou que o movimento distal dos molares se manteve após o tratamento. Seis meses após a interrupção do tratamento Herbst, os molares foram posicionados distalmente em 1,2 mm quando comparados com as suas posições pré-tratamento. Os molares superiores do grupo não tratado moveram-se mesialmente 0,6 mm durante o mesmo período, resultando num efeito global do tratamento a curto prazo de 1,8 mm.[92]

Num estudo a longo prazo, Hansen e Pancherz também encontraram uma ligeira recuperação na posição horizontal dos molares seis anos após o primeiro período de observação. Ao longo do período de observação pós-tratamento, os primeiros molares superiores moveram-se mesialmente apenas mais 0,2 mm nos pacientes tratados do que nos controlos não tratados (1,4 mm em comparação com 1,2 mm).92

- **Alterações pós-tratamento nos incisivos**

Hansen e Pancherz mediram a mudança na posição dos incisivos superiores na borda incisal 6,7 anos após o término da terapia Herbst. Os incisivos superiores deslocaram-se 0,4 mm para a frente nos pacientes tratados com o aparelho Herbst e nos pacientes da amostra de controlo Bolton. Os resultados desse estudo indicam que a mudança na posição dos incisivos superiores após o tratamento com Herbst é similar àquela observada durante o crescimento normal.[92]

3. Efeitos na mandíbula

- **Alterações do tratamento na posição mandibular**

Estudos clínicos revelaram que as mandíbulas dos doentes com Herbst aumentam de comprimento dois a três milímetros mais do que as mandíbulas dos controlos não tratados. O ângulo SNB nos doentes tratados é um a dois graus maior do que nos controlos não tratados.[92]

- **Alterações a longo prazo na posição mandibular**

Em geral, é comum observar um crescimento acelerado da mandíbula durante a fase Herbst do tratamento, seguido por uma diminuição na taxa de crescimento mandibular na fase de acompanhamento (ou seja, tratamento com aparelho fixo ou retenção). A aceleração do crescimento do comprimento da mandíbula durante a terapia com aparelhos funcionais, seguida por uma taxa de crescimento menor do que a normal, está de acordo com Pancherz, Wieslander e Pancherz e Frankel. Todos mostraram uma diminuição na taxa de crescimento mandibular após a remoção dos aparelhos Herbst. Pancherz encontrou uma diminuição na taxa de crescimento mandibular nos seis meses imediatamente após o tratamento com Herbst. Esses resultados implicam que o aparelho de Herbst não produz um aumento no crescimento mandibular a longo prazo.[92]

- **Efeitos do aparelho Herbst na articulação temporomandibular**

O salto de mordida com o aparelho Herbst não parece ter um efeito deletério na ATM e na função mastigatória e não parece induzir DTM a curto ou longo prazo. Pelo contrário, o aparelho Herbst melhora a função da ATM em alguns indivíduos com DTM classe II.[93]

4. Efeitos na dentição mandibular

- **Alterações de tratamento nos molares**

A análise das alterações dentoalveolares sagitais revelou que os primeiros molares inferiores dos indivíduos tratados sofrem um aumento do movimento mesial, normalmente de um a dois milímetros, em comparação com os controlos não tratados.[92]

Estudos efectuados por McNamara e colaboradores[16] indicam que a cobertura oclusal do implante acrílico Herbst inibe o movimento vertical dos molares inferiores em comparação com o desenho em banda do aparelho.

- **Alterações de tratamento nos incisivos**

O mecanismo telescópico do aparelho Herbst coloca um vetor de força para baixo e para a frente na dentição mandibular. O movimento mesial dos incisivos inferiores após o tratamento Herbst é consistente em pacientes tratados com o aparelho Herbst.

Pancherz comparou 22 casos de má oclusão de Classe II, divisão 1, tratados com sucesso com 20 indivíduos de controlo de Classe II, divisão 1. Ele também constatou que as bordas incisais dos incisivos inferiores dos pacientes tratados com o aparelho de Herbst sofreram uma intrusão de 1,8mm em relação aos controles não tratados.[92] Pancherz[4] observou que parte das alterações verticais dos incisivos se deve à proclinação do dente, como resultado do vetor de força mesialmente direcionado do aparelho atuando nos dentes inferiores. Referindo-se ao aumento da erupção dos molares inferiores e à proclinação dos incisivos inferiores, Pancherz afirmou: "As mudanças na sobremordida nos casos tratados com Herbst foram, em sua maioria, resultado de mudanças dentárias mandibulares.

- Alterações pós-tratamento dos molares

O movimento posterior dos primeiros molares inferiores após o tratamento Herbst foi observado em estudos de acompanhamento a longo prazo. Pancherz e Hansen relataram que a maior parte do movimento posterior dos molares inferiores ocorreu nos primeiros seis meses após o tratamento de Herbst. Nos seis meses subsequentes, os molares inferiores permaneceram numa posição anteroposterior estável em relação à mandíbula.[92]

- **Alterações pós-tratamento nos incisivos**

O ressalto dentoalveolar é frequentemente encontrado no período após o tratamento Herbst.

5. **Efeitos na dimensão vertical**

- **Efeitos do tratamento a curto prazo**

Os primeiros molares superiores são intruídos e os molares inferiores irrompem livremente. A altura facial anterior inferior aumenta durante o tratamento, embora não sejam observadas alterações no ângulo do plano mandibular, devido ao aumento concomitante da altura facial posterior.

- **Efeitos do tratamento a longo prazo**

Pancherz resumiu as mudanças verticais a longo prazo após o tratamento de Herbst como uma diminuição contínua do ângulo do plano mandibular. Ele interpretou que essas mudanças ocorrem como resultado da normalização da função que permite o crescimento e o desenvolvimento normais. Embora o fechamento do ângulo do plano nasal e do ângulo do plano mandibular tenha sido observado após o tratamento Herbst, foram relatados aumentos a longo prazo nas alturas posteriores e anteriores da face em relação aos controlos não tratados.[92]

Recaída de classe II após tratamento com Herbst

Pancherz[17] sugeriu que a principal causa da recidiva da classe II em pacientes tratados com o aparelho de Herbst era a persistência da função labial e lingual e a interdigitação instável das cúspides.

Período ideal para a terapia com aparelhos Herbst

No que diz respeito à estimulação máxima do crescimento mandibular e à estabilidade do tratamento a longo prazo, o período ideal para o uso do aparelho de Herbst é na dentição permanente, no pico de crescimento puberal ou logo após esse pico (o que implica na fase de pré-união da epífise e metáfise). Como a estimulação do crescimento mandibular com o aparelho de Herbst também é possível em indivíduos pós-adolescentes e adultos jovens, o aparelho de Herbst é utilizado como uma alternativa à cirurgia ortognática em indivíduos mais velhos da classe II.[94]

Vantagens do aparelho Herbst:

1. Ação contínua - O aparelho Herbst actua 24 horas por dia mantendo a mandíbula numa posição protruída.

2. A duração do tratamento é curta. Normalmente, são necessários 6-8 meses de tratamento com o aparelho Herbst para obter uma relação molar e esquelética de classe I.
3. Pode ser utilizado em pacientes que não cooperam.
4. Também pode ser utilizado com sucesso em doentes pós-adolescentes, nos quais o crescimento restante é muito reduzido.
5. Vantajoso em respiradores bucais que não conseguem adaptar-se a aparelhos removíveis.
6. Não interfere na fala ou na mastigação.

Desvantagens do aparelho Herbst:

1. Risco de desenvolvimento de mordida dupla com risco de disfunção da ATM em caso de tratamento inadequado.
2. Elevada incidência de quebra e afrouxamento do aparelho.
3. Ocorre uma rápida intrusão dos primeiros pré-molares inferiores e do molar superior. Isto desactiva parcialmente os aparelhos.
4. Aumenta a dificuldade dos procedimentos de higiene oral.
5. Devido à sua rigidez, os movimentos laterais da mandíbula são limitados.
6. O Herbst colado provoca um risco acrescido de acumulação de placa bacteriana e descalcificação.

B. ALTERAÇÃO DO APARELHO DE HERBST

1. HERBST DE GOODMAN MODIFICADO[95]

A colaboração do paciente na dentição mista é o fator mais importante para que um aparelho funcional removível funcione. Para minimizar os problemas de cooperação do paciente, é preferível a utilização de um aparelho funcional fixo. Até recentemente, isto significava que uma forma colada era o único aparelho Herbst adequado na dentição mista. No entanto, existiam problemas significativos com quebras, higiene oral e descolagem. Para além disso, o volume do aparelho causava frequentemente ulcerações na mucosa bucal na zona do bicúspide inferior, e a erupção normal da dentição permanente era dificultada.
Goodman et al modificaram o projeto original de Herbst para ultrapassar estes problemas.

Conceção e construção de electrodomésticos:-

Aparar coroas de aço inoxidável para encaixar nos primeiros molares permanentes superiores. Certifique-se de que é obtido um bom encaixe por fricção e que a margem gengival livre não está branqueada. Colocar bandas brancas nos primeiros molares e incisivos inferiores.
Se a ancoragem maxilar for crítica, as bandas também podem ser colocadas nos primeiros molares decíduos superiores. Embora não seja estético, os dentes permanentes anteriores superiores podem ser ligados se os molares não forem suficientemente estáveis para a colocação de bandas devido a uma reabsorção radicular normal.

Soldar pequenas secções de fio retangular às superfícies vestibular e lingual das coroas e bandas para assentar no material de impressão.

A estrutura para ambos os arcos é feita de arame de meia-volta de calibre 14. A barra transpalatina, feita de fio redondo de 0,045", deve ser mantida a 1-1½ mm de distância do tecido palatino. A ansa ómega na barra transpalatina pode ser direcionada mesialmente se for provável a interferência da língua com a colocação distal. Soldar os pivots maxilares aos pontos mais distobucais das coroas, paralelos às superfícies distal e oclusal. Soldar os pivots mandibulares à estrutura de arame, ao nível dos aspectos mesiais dos primeiros molares decíduos.

É utilizado um registo de mordida com posição incisal de bordo a bordo e a cimentação do aparelho segue-se após um procedimento de teste. O aparelho é colocado durante 7-8 meses, após os quais qualquer avanço adicional pode ser efectuado durante mais 3-4 meses. O período total de tratamento é de 9-11 meses.

2. COROAS SUPERIORES EM AÇO INOXIDÁVEL E COROAS INFERIORES EM ACRÍLICO [96]

Outra modificação do aparelho de Herbst foi desenvolvida por Larry White e apresentada por Valant & Sinclair. Este aparelho tinha como objetivo aumentar o crescimento mandibular e o comprimento da arcada maxilar em adolescentes.

Consiste em coroas de aço inoxidável colocadas nos primeiros molares permanentes superiores e uma tala acrílica mandibular removível com cobertura oclusal, incluindo uma estrutura de arame (Fig. 13). A parte inferior é removida para a higiene oral, mantendo-se a colaboração do paciente, uma vez que a remoção do componente mandibular deixa o mecanismo telescópico em contacto com a mucosa vestibular vestibular da mandíbula. O aparelho é indicado para a má oclusão de Classe II esquelética e Classe II dentária, divisão 1, em adolescentes e o tratamento dura cerca de 10 meses. [97]

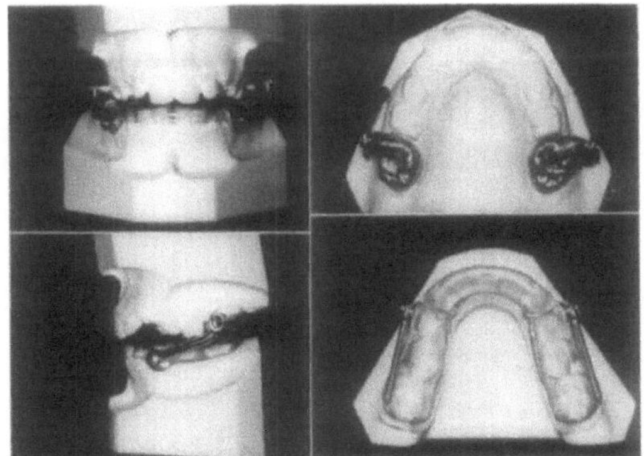
Fig. 13. Coroas superiores em aço inoxidável e inferiores em acrílico

3. UNIDADE DE BLOQUEIO DE AVANÇO MANDIBULAR (MALU)[98]

A Unidade de Bloqueio do Avanço Mandibular (MALU) é um dispositivo de fixação recentemente desenvolvido para o Herbst.

Design de electrodomésticos

A MALU é constituída por dois tubos, dois êmbolos, duas dobradiças superiores "Mobee" com pinos esféricos e duas dobradiças inferiores com pinos de latão (Fig. 14).

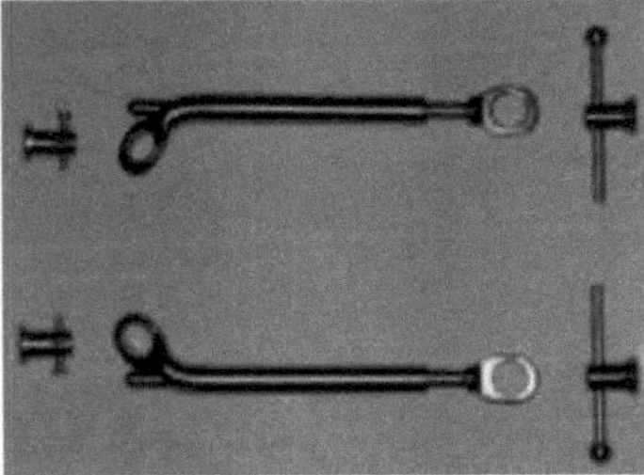
Fig. 14. Componentes da Unidade de Bloqueio do Avanço Mandibular (MALU).

Na arcada superior do aparelho edgewise-Herbst MALU, somente os primeiros molares são bandados, com tubos de 0,051" (Fig. 15). Um arco palatino pode ser usado em casos de expansão excessiva.

Na arcada inferior, os primeiros molares são bandados, e o segmento anterior é colado de cúspide a cúspide com braquetes de .022". Os bicúspides podem ser deixados sem braquetes para ajudar a assentar a oclusão e bloquear a mandíbula.

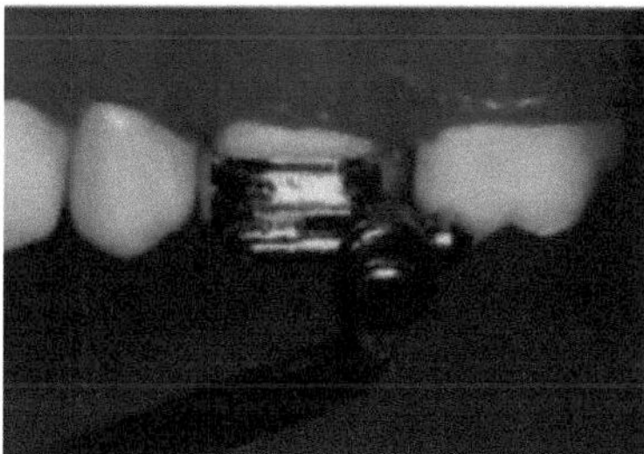

Fig. 15. Dobradiça superior "Mobee" com pino esférico.

Um fio de aço inoxidável de .021 "X .025" com um ligeiro torque de raiz vestibular no segmento anterior é dobrado para trás firmemente nas extremidades distais. As dobras para trás mesialmente aos primeiros molares inferiores são úteis para controlar os incisivos. Cada dobradiça Mobee superior é inserida no orifício na extremidade do tubo MALU e fixada no tubo do aparelho extrabucal do primeiro molar com o pino esférico. Cada dobradiça de chave inferior é inserida no orifício na extremidade do êmbolo e fixada à arcada de base, distal ao canino, com o pino de latão (Fig. 16). O comprimento do conjunto tubo e êmbolo é ajustado de acordo com a quantidade de protrusão mandibular necessária. A mandíbula pode ser progressivamente avançada utilizando espaçadores de 1-5 mm (Fig. 17).

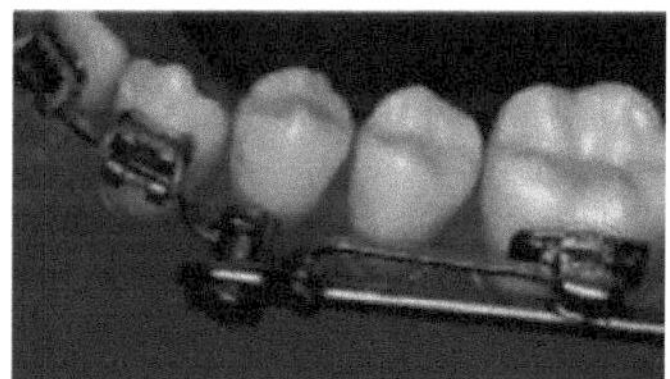

Fig. 16. Dobradiça da chave inferior inserida no orifício do êmbolo e bloqueada no arco da base com um pino de latão.

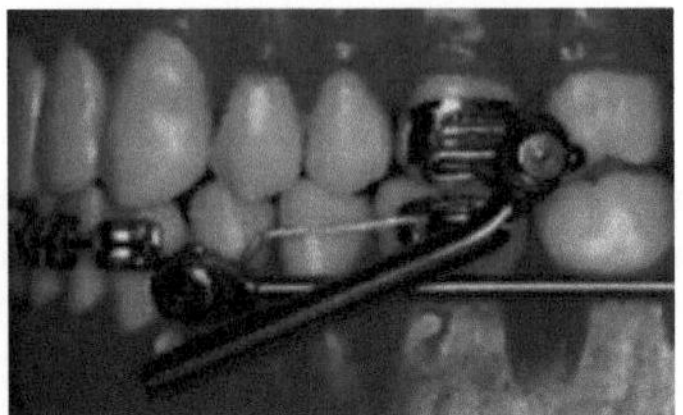

Fig. 17. Com os componentes superior e inferior da MALU no lugar, o comprimento do conjunto tubo e êmbolo é ajustado de acordo com a protrusão mandibular desejada.

Vantagens

O aparelho MALU Herbst tem várias vantagens em relação a outros aparelhos Herbst.

1. O seu custo é consideravelmente mais baixo porque não requer a construção de um laboratório.

2. A sua simplicidade torna-o útil mesmo para pacientes que não crescem e nos quais apenas é necessário o movimento dentário e o reposicionamento mandibular - normalmente casos com deslocamento condilar distal.

3. Também pode ser utilizado em doentes em crescimento que não colaboraram com aparelhos removíveis ou arnês.

4. O DISPOSITIVO TELESCÓPICO MAGNÉTICO

Introduzido pelo Dr. Ritto em 1997.[5] Consiste em dois tubos e dois êmbolos com uma secção semi-circular e com ímanes de neodímio colocados de forma a exercer uma força de repulsão. O encaixe é efectuado através do sistema MALU (Fig. 18).

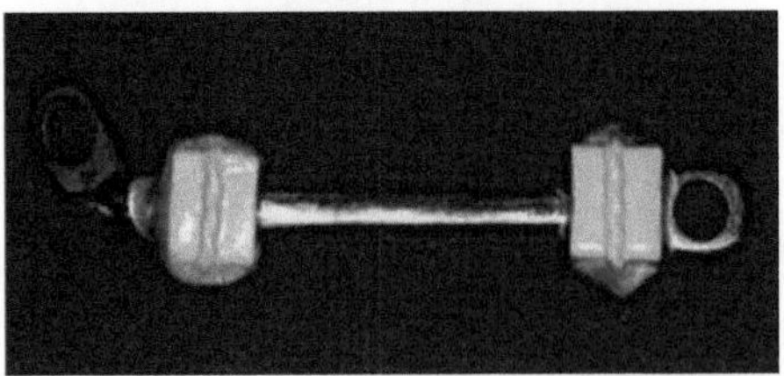

Fig. 18 . Dispositivo telescópico magnético

Este aparelho tem a vantagem de associar um campo magnético ao aparelho funcional. Os seus principais inconvenientes são a sua espessura, o trabalho de laboratório necessário para a sua preparação e o revestimento dos ímanes.

5. O APARELHO FLIP-LOCK HERBST[99]

Um novo design, o aparelho Herbst Flip-Lock, reduz o número de peças móveis que podem levar a quebras ou falhas. É fácil de utilizar e mais confortável para o doente do que o Herbst convencional do tipo cantilever. Em vez de um parafuso de fixação, tem um conetor de junta esférica e não necessita de molas de retenção (Fig. 19).

A primeira geração do Flip-Lock Herbst era feita de um plástico de polissulfona denso, mas este material não se revelou suficientemente forte ou durável para suportar as forças geradas pela fixação da junta esférica. Atualmente, é utilizado um aço inoxidável forte e temperado a quente que resiste à fratura frágil. O diâmetro da esfera soldada e o comprimento da haste foram concebidos com tecnologia informática CAD/CAM para proporcionar uma resistência adequada, oferecendo ao doente uma vasta gama de movimentos. Devido ao perfil baixo e ao contorno suave, os pacientes raramente se queixam de irritação ou desconforto na bochecha.

Para a colocação do aparelho, os encaixes dos casquilhos maxilares são fixados com chave após a cimentação das coroas. As hastes devem ser suficientemente longas para não saírem dos casquilhos aquando da abertura máxima. As hastes têm extremidades bifurcadas que são engastadas nas esferas mandibulares.

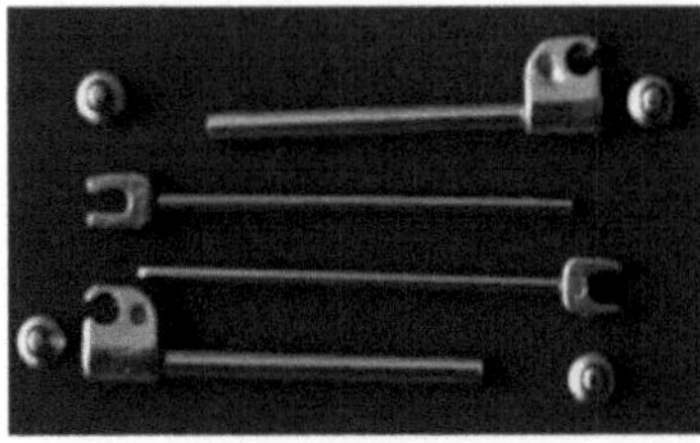
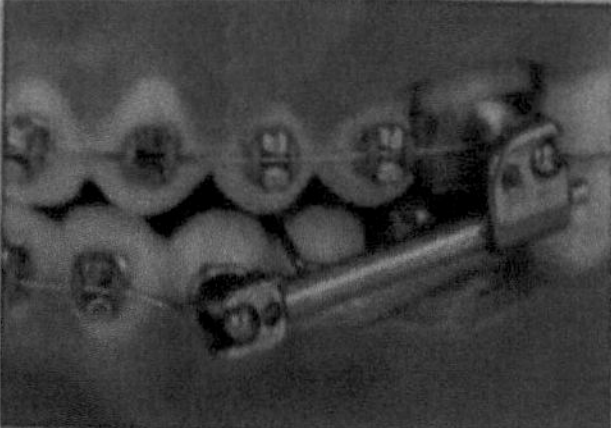

Fig. 19. Aparelho Herbst com fecho de correr

O aparelho foi concebido para evitar a remoção acidental ou intencional por parte do doente, como acontece frequentemente devido a parafusos soltos ou descascados, mas pode ser removido na cadeira com um alicate de formação de anéis. O aparelho é reativado a cada seis a oito semanas, utilizando buchas bipartidas de 1-3 mm que são engastadas nas hastes conforme necessário.

Os tubos molares podem ser soldados ao nível dos braquetes para combinar aparelhos edgewise com a terapia Herbst. Isto permite a correção simultânea dos incisivos mal posicionados e da mordida profunda, enquanto o aparelho Herbst resolve a discrepância antero-posterior. O Flip-Lock Herbst pode ser combinado com um aparelho jackscrew, se desejado.

O aparelho Herbst Flip-Lock oferece várias vantagens em relação aos modelos Herbst convencionais:

1. Melhoria do conforto e da aceitação do doente.

2. Menos problemas clínicos em comparação com as fixações com parafusos ou pinos.

3. Menos tempo de cadeira para reativação.

4. Menor frequência de consultas de urgência.

6. APARELHO DE ERVAS TELESCÓPICO DA HANK[100]

O aparelho Telescoping Herbst de Hanks (Fig. 20) proporciona pelo menos três melhorias:

1. Função telescópica
2. Construção numa só peça
3. Juntas esféricas e de encaixe

O conjunto telescópico de peça única é constituído por dois tubos e uma haste. O tubo externo tem batentes internos que capturam o tubo médio, de modo que o tubo médio só pode sobressair da extremidade mesial do tubo externo até um limite definido. Da mesma forma, a haste pode estender-se mesialmente apenas até ao ponto em que o seu batente de expansão distal engata no batente de compressão na extremidade mesial do tubo médio. Obviamente, a haste não se pode mover para trás, para se estender para além da extremidade distal do tubo exterior, porque a junta esférica na extremidade mesial da haste impede o curso distal. A extremidade distal do tubo exterior está aberta para dissipar as pressões hidráulicas geradas durante o funcionamento do aparelho, mas está suficientemente fechada para que o tubo médio não se possa estender para além da extremidade distal do tubo exterior.

O contacto com a crista oblíqua é assim controlado pela localização distal do tubo exterior. Uma vez que o telescópio se estende mais do que o doente consegue abrir, mesmo quando boceja muito, a fixação do molar pode ser colocada mais mesialmente, afastada da crista oblíqua superior do processo coronoide. Isto elimina completamente o problema da ulceração. Além disso, como o conjunto telescópico é uma unidade selada e não pode ser desmontada, o resultado é um aparelho Herbst que é verdadeiramente não-conformista.

Em comparação com outras concepções, as caraterísticas mais notáveis da articulação esférica e de encaixe HTH são a sua miniaturização e a sua latitude irrestrita de pelo menos 35° de rotação em todos os planos, o que excede a amplitude do movimento lateral humano. A parte esférica é, na verdade, um parafuso especial com uma cabeça esférica que é capturada dentro do encaixe. A parte roscada do parafuso tem uma caraterística de "interferência" que o faz bloquear com a porca que o acompanha quando os dois são unidos. Isso reduz significativamente ou até mesmo elimina a necessidade de usar cola Ceka, que anteriormente era necessária para fixar aparelhos Herbst do tipo parafuso.

Relativamente às forças de corte, a parte mais fraca de um parafuso é o último corte da rosca. Se esse corte estiver perto da interface superior entre o parafuso e a porca, o parafuso é altamente suscetível de falhar devido a forças de corte. Por outro lado, se essa última rosca puder ser enterrada na profundidade da porca através da adição de chanfros de encaixe harmonizados, como acontece com a junta esférica HTH, então a resistência do parafuso é significativamente aumentada.

A construção numa só peça elimina a necessidade tradicional de ajustar o comprimento da haste e do tubo através de cortes. O médico ou o técnico de laboratório pode escolher o tamanho adequado de HTH a partir de um dos quatro comprimentos básicos: 20 mm, 24 mm, 27 mm e 31 mm. O comprimento pode então ser ajustado com maior precisão utilizando um calço no momento da ativação inicial. Os calços Herbst convencionais são tubos curtos que são inseridos desengatando a haste do tubo e, em seguida, deslizando o calço sobre a extremidade da haste e fixando-o na extremidade inferior do eixo. Os calços de engaste dividido utilizados com o HTH não requerem a desmontagem da haste/tubo.

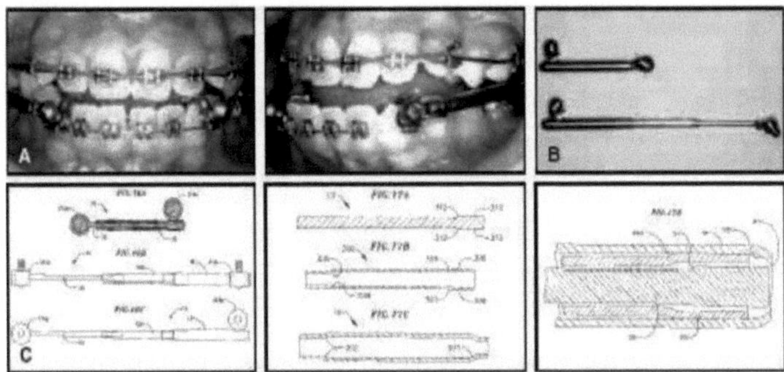

Fig. 20. A. Aparelho de Herbst telescópico de Hanks. B. Telescópio nas posições fechada e aberta, mostrando a construção numa só peça. C. Diagramas da patente.

A abertura da fenda é ligeiramente mais pequena do que o diâmetro da haste, de modo a que o calço se encaixe na haste pelo lado. O calço é então comprimido para se ajustar confortavelmente à haste, tornando a reativação simples e rápida

7. O SALTADOR DE MORDIDA UNIVERSAL

O Universal Bite Jumper (UBJ)[24] pode ser utilizado em todas as fases do tratamento, na dentição mista ou permanente, e com aparelhos removíveis ou fixos (Fig. 21).

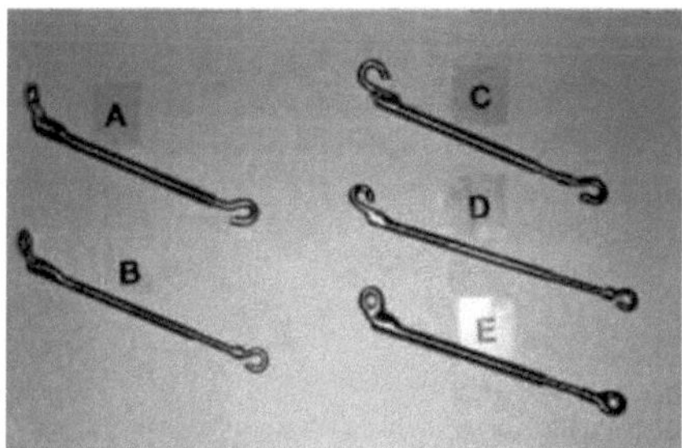

Fig. 21. A. Universal Bite Jumper para aparelhos fixos. B. UBJ para aparelhos fixos com mola helicoidal de níquel titânio. C. UBJ lateral para talas removíveis (tratamento de Classe II). D. UBJ lateral com mola helicoidal para talas removíveis (tratamento de Classe III). E. Jiboia mediana para talas removíveis (tratamento de Classe II).

Tal como outros aparelhos de propulsão mandibular, o UBJ utiliza um mecanismo telescópico; se necessário, pode ser adicionada uma mola helicoidal ativa. O UBJ também pode ser utilizado em casos de Classe III se for montado numa configuração inversa.

Configuração de aparelhos fixos

Na sua configuração normal, a JBU é fixada ao tubo do aparelho extrabucal maxilar com um pino esférico. Este pino é dobrado para que possa ser amarrado com um fio de ligadura ao gancho na banda molar (Fig. 22). Pode ser utilizado um arco transpalatino ou um expansor para controlar a largura do palato.

Na arcada mandibular, a haste deslizante termina num gancho de 90° que é fixado ao arco. Os pré-molares devem ser deixados livres, enquanto os braquetes .022" são colados de canino a canino. O fio de aço inoxidável mandibular .021" X .025" deve ter um batente e um desvio vestibular para permitir o deslizamento, e deve ser dobrado firmemente para trás distal ao tubo do molar mandibular.

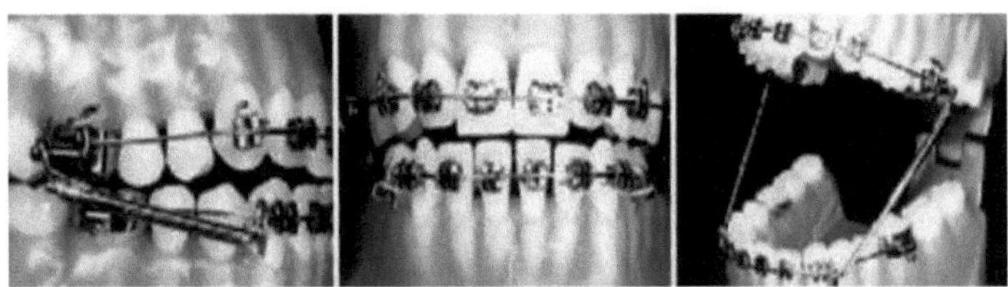

Fig. 22. UBJ fixada num aparelho fixo.

Deve ser colocado um torque coronolingual de 10-15° no fio para imobilizar os incisivos. Não é necessária qualquer preparação laboratorial; o UBJ é colocado na boca do doente e cortado com o comprimento adequado para o avanço mandibular pretendido.

Configuração do cantilever inferior

Numa configuração alternativa, a ansa da haste é fixada a um cantilever inferior, constituído por um fio oval de Rumanium de 2,4 mm X 1,4 mm com um fecho de bola soldado, desde a coroa do molar inferior até à área interproximal entre o primeiro pré-molar e o primeiro pré-molar inferiores (Fig. 23).

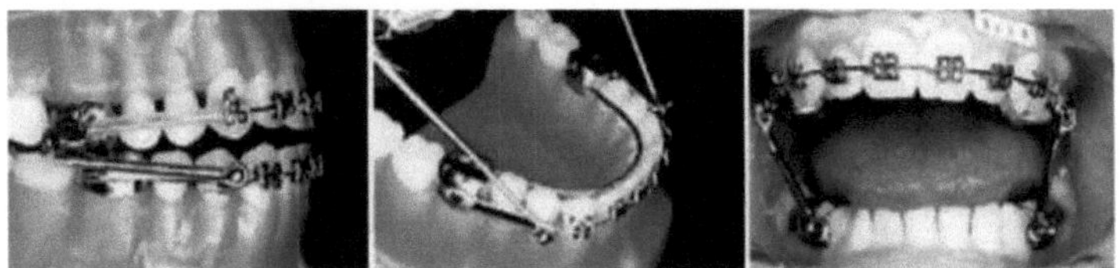

Fig. 23. UBJ fixada na consola inferior.

Um arco lingual soldado de .048" liga os dois molares mandibulares e contacta as superfícies linguais dos incisivos mandibulares. Um tubo de .028" adjacente ao cantilever permite o posicionamento do arco de realinhamento do incisivo mandibular. Os separadores são colocados nos molares alguns dias antes da consulta de moldagem. Nesta consulta, são tiradas impressões para os moldes de trabalho e é feita uma mordida em cera com o avanço mandibular pretendido. Se forem utilizadas bandas fotogravadas, a impressão deve ser efectuada com as bandas na boca; se forem preferidas coroas de molares, estas podem ser colocadas e ajustadas no molde, que é depois aparado à volta dos primeiros molares. Os tubos UBJ são soldados às bandas ou coroas dos molares superiores. O cantilever inferior e a arcada lingual são preparados e soldados. A montagem do articulador no laboratório facilitará a construção do UBJ, que é ajustado para o avanço mandibular necessário, cortando os tubos e hastes no comprimento adequado.

Montagem de talas amovíveis

Quando utilizadas com talas acrílicas amovíveis, duas UBJs laterais ligam as áreas dos molares superiores e as áreas dos primeiros pré-molares inferiores. São fixadas a fechos de bola de 1,2 mm, que são construídos no molde de trabalho e depois incorporados nas talas termoformadas. A alça inferior da UBJ deve ser orientada na direção ântero-posterior (Fig. 24).

Os casos de Classe III podem ser tratados através da montagem de UBJs laterais com molas helicoidais de níquel titânio em talas removíveis. Nestes casos, as UBJs são invertidas de modo a que a região do canino maxilar fique ligada à região do molar mandibular.

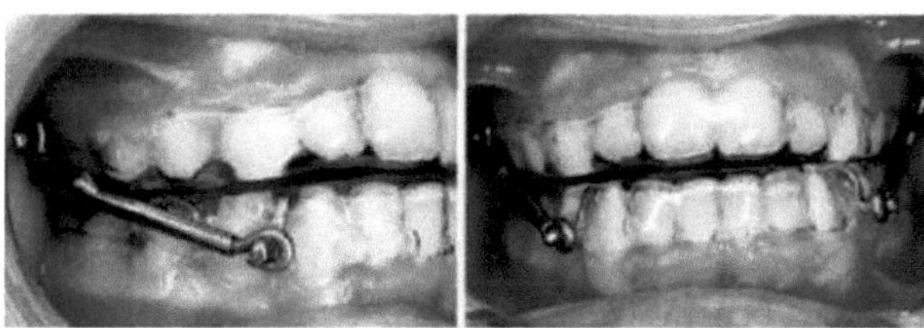

Fig. 24. UBJ lateral fixada em talas amovíveis.

Ajustamentos

As reactivações são feitas a cada seis a oito semanas, através da cravação de buchas de tala de 2-4 mm nas hastes. As UBJs com molas helicoidais de níquel titânio não precisam de ser reactivadas. Problemas de linha média ou assimétricos podem ser facilmente tratados ajustando um lado ou outro do aparelho.

Vantagens do Universal Bite Jumper

1. É simples, robusto e económico.
2. Os requisitos de inventário são mínimos - o UBJ pode ser utilizado em ambos os lados da boca e existe apenas um tamanho, uma vez que é cortado com o comprimento desejado para cada caso.

3. Pode ser utilizado em qualquer fase do tratamento - na dentição mista precoce para obter um avanço mandibular imediato antes de qualquer alinhamento dentário, ou na dentição permanente para tratamento funcional fixo. 4. Pode ser utilizado em casos de Classe II ou Classe III.
5. O seu perfil baixo resulta numa irritação bucal consideravelmente menor do que com aparelhos semelhantes.
6. O conforto e a aceitação do paciente são excelentes.
7. Pode ser facilmente fixado a talas amovíveis para uma fixação máxima.

8. INTRUSÃO DE MORDIDA ABERTA HERBST[101]

O Open-Bite Intrusion Herbst (Fig. 25) para a dentição mista consiste numa parte maxilar e mandibular. A parte maxilar consiste em coroas cimentadas nos 2 molares decíduos do maxilarnd e nos 1 molares permanentesst , batentes que se estendem dos 2 molares decíduosnd até aos 1 molares decíduosst , fio de intrusão de aço inoxidável de 0,036" com anéis de hélice soldados aos 2 molares decíduosnd para intruir os molares permanentes do maxilar
1st molares, extensões cantilever com tubos de fio de arco de 0,022" soldados às coroas dos 2nd molares decíduos, e eixos de posicionamento distal às coroas dos 2nd molares decíduos e apenas mesial à coroa do 1st molar permanente. Os eixos telescópicos são inicialmente soldados aos eixos para manter a posição dos

segundos molares decíduos durante a intrusão dos primeiros molares permanentes, enquanto os eixos posicionados nas coroas dos primeiros molares são usados para conectar o mecanismo de Herbst e manter os molares intruídos durante a correção da Classe II.

A porção mandibular do aparelho consiste em coroas colocadas nos segundos molares decíduos, braços cantilever que são contrabalançados inferiormente e gengivalmente para produzir uma força vertical aumentada com batentes que se estendem até aos primeiros molares primários, enquanto que batentes adicionais se estendem das coroas dos segundos molares mandibulares até aos primeiros molares decíduos e permanentes para estabilizar os cantilevers mandibulares e evitar a sua inclinação para baixo ou em direção aos dentes. Também são colocados brackets nos incisivos mandibulares e maxilares para aumentar a ancoragem durante a intrusão dos molares.

Após a intrusão dos molares permanentes superiores, os segundos molares decíduos ficam em oclusão, mantendo assim a mordida aberta. Quando a intrusão estiver concluída, as hastes e os tubos de Herbst são fixados aos primeiros molares superiores intruídos, seguindo-se a extração dos primeiros e segundos molares decíduos superiores. Dessa forma, a mandíbula se autorrota e a posição do molar superior é mantida. Após a estabilização da posição dos molares, o aparelho de Herbst é utilizado para corrigir a má oclusão de Classe II.

Relativamente à dentição permanente, existem aparelhos maxilares concebidos para a intrusão do primeiro molar com coroas do primeiro pré-molar e do primeiro molar ou para a intrusão do segundo molar incluindo coroas do primeiro pré-molar e do segundo molar, enquanto o aparelho mandibular é concebido com coroas do primeiro molar.

A Intrusão de Mordida Aberta Herbst é indicada em pacientes com mordida aberta de ângulo elevado, Classe II, com dentição mista e permanente. O procedimento de intrusão é completado primeiro e depois segue-se a correção da Classe II.

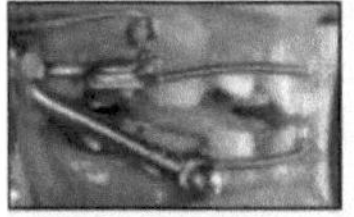

Intrusion Herbst engaged. Intruding 1st permanent molar

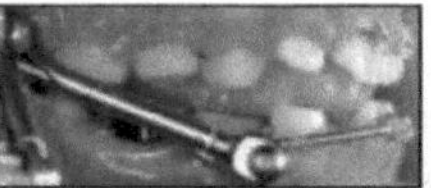

Intruded 1st permanent molars w/primary 2nd molars in occlusion, holding bite open.

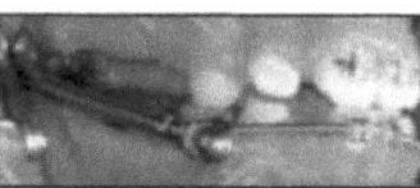

Mandible autorotated closed with extraction of primary 1st and 2nd molars.

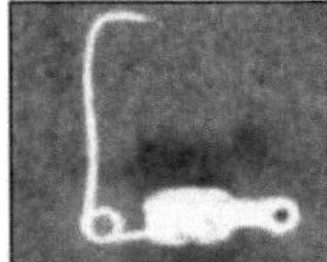

Intrusion wire activated 90°.

Mixed Dentition

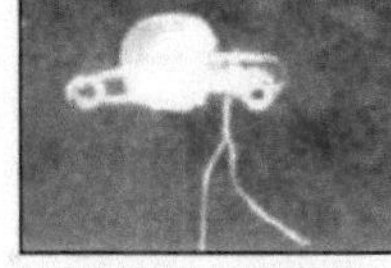

Intrusion wire secured with ligature prior to delivery.

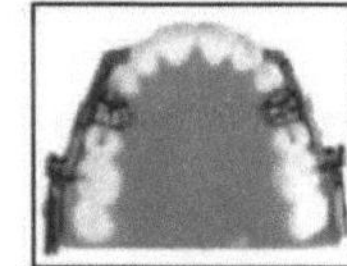

Intrusion wire secured to molar's occlusal surface after delivery.

Dentição permanente

O tratamento de Herbst para intrusão de mordida aberta na dentição permanente é mais complicado do que o tratamento na dentição mista. Se for necessário intruir tanto o primeiro como o segundo molar permanente superior, intruir primeiro os primeiros molares.

Nota: Se os segundos molares forem intruídos primeiro, não haverá forma de os manter no sítio. Quando os segundos molares são intruídos, é necessário um segundo aparelho de intrusão superior. O aparelho de Herbst inferior permanece no lugar.

O aparelho de intrusão maxilar é concebido de forma diferente, dependendo se os segundos molares permanentes devem ou não ser intruídos.

A intrusão dos primeiros molares ocorre normalmente em três a cinco meses, com mais três a cinco meses para a intrusão dos segundos molares e mais três a cinco meses para a correção da Classe II.

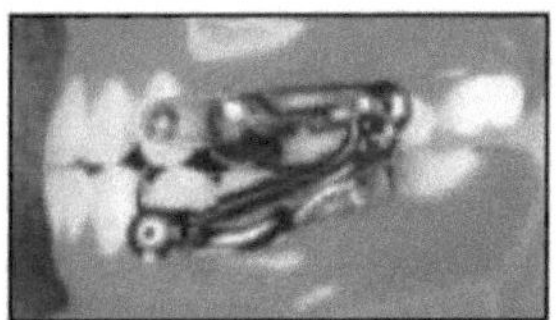

Permanent dentition first molar intrusion Herbst. (#1 of 2 upper Herbsts)

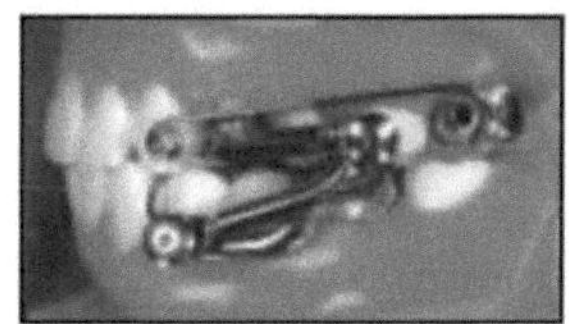

Permanent dentition second molar intrusion Herbst. (#2 of 2 upper Herbsts)

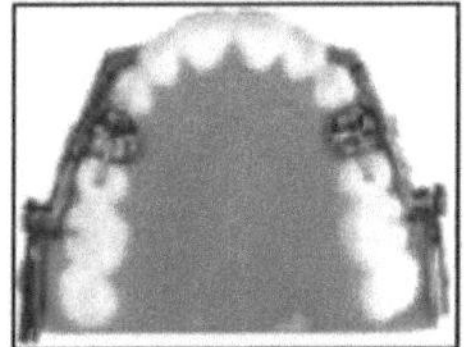

Occlusal of maxillary first molar intrusion Herbst.

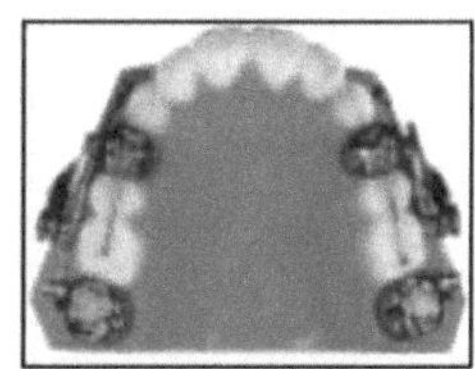

Occlusal of maxillary second molar intrusion Herbst.

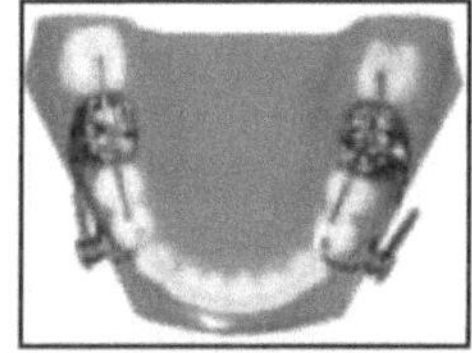

The mandibular portion of the intrusion Herbst will remain in place throughout intrusion of the maxillary first and second molars.

Fig. 25. Aparelho de Intrusão Herbst

9. SALTO DE MORDIDA EM CANTILEVER[102]

O Cantilever Bite Jumper (AOA/Pro Orthodontic Appliances, Sturtevant, WI) (Fig. 26) pode ser considerado como outra modificação do aparelho de Herbst. Foi desenvolvido em meados dos anos 80 por Mayes e funciona como uma articulação artificial. Consiste em coroas de aço inoxidável colocadas nos primeiros molares permanentes inferiores e superiores, braços cantilever, pivôs Herbst, uma barra lingual de 0,045" e um arco transpalatino quando a expansão palatina é necessária.

Os cantilevers mandibulares são estendidos anteriormente a partir dos primeiros molares mandibulares laterais à dentição e terminam mesialmente à área do primeiro pré-molar ou aproximadamente ao meio ou à parte anterior do primeiro molar mandibular decíduo. O pivô Herbst é soldado ao braço cantilever mandibular perto da superfície vestibular do primeiro pré-molar mandibular. A barra lingual é fixada nas coroas do primeiro molar inferior e é mantida em contacto com as superfícies linguais dos dentes anteriores da mandíbula.

Após a colocação do aparelho, a mandíbula é avançada em uma posição incisal de borda a borda, quando uma maior resposta ortopédica é necessária, e essa posição é mantida por cerca de 12 meses para evitar recidivas graves. Quando são necessárias mais alterações dentárias, o avanço mandibular pode ser efectuado em incrementos graduais, 3 mm a cada 2 meses, até se atingir uma relação incisal de bordo a bordo, que é mantida durante cerca de 9 meses.

A CBJ pode ser combinada com a expansão da arcada superior e inferior. A expansão maxilar pode ser conseguida selecionando entre expansor palatino rápido, quad helix, arco transpalatino Goshgarian, arco em U ou arco em W. A arcada mandibular pode ser expandida com barras linguais, Frozat ou expansores labiais.

Vantagens da utilização do CBJ

1. É um aparelho fixo e elimina os problemas de conformidade.
2. A quebra e o afrouxamento do aparelho são mínimos.
3. As coroas de aço inoxidável são mais baratas do que as ligaduras, mais fáceis de colocar e mantêm-se melhor do que as ligaduras.
4. O aparelho é confortável e fácil de limpar.
5. As correcções de classe II são mais previsíveis e controladas.
6. O paciente e os pais notam uma melhoria imediata no aspeto facial.
7. Devido ao tubo auxiliar, os aparelhos ligados podem ser utilizados com o CBJ.

Quando utilizar o CBJ

Se a maxila tiver uma boa posição ântero-posterior (a expansão ainda será geralmente necessária) e se estiver presente um maxilar inferior recessivo. Se um ângulo nasolabial obtuso estiver presente e aumentar com o uso de aparelhos extrabucais, elásticos de Classe II, distalização dos molares superiores e extracções de bicúspides superiores ou cirurgia não são opções.

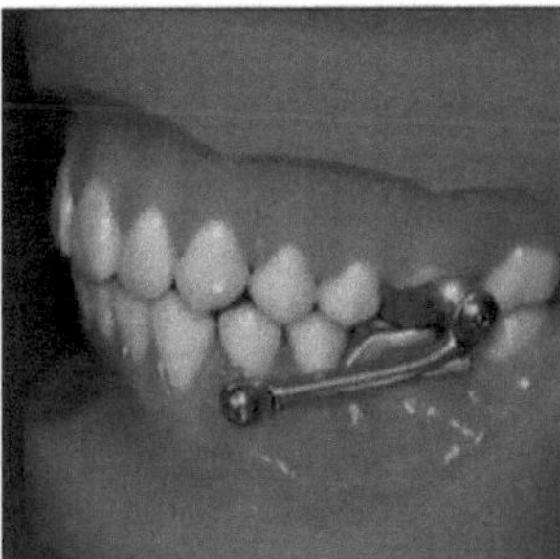

Fig. 26. Saltitão de mordida em consola

Quando está presente o tratamento precoce de uma Classe II esquelética com uma mordida aberta anterior. Após a correção da Classe II, as coroas de aço inoxidável são removidas e os molares decíduos superiores e os caninos são removidos nesse mesmo dia.

A combinação da correção da Classe II e da remoção dos dentes decíduos é responsável por 5-6° de fecho do eixo facial (os molares estarão 2-4 mm fora de oclusão devido a terem sido intruídos durante o tratamento).

10. JUMPER DE MORDIDA MÓVEL MOLAR (MMBJ)[103]

O Molar-Moving Bite Jumper foi desenvolvido por Mayes para corrigir a má oclusão de Classe II e simultaneamente fechar os espaços quando faltam os segundos pré-molares inferiores. Existem dois tipos de MMBJ, que utilizam componentes comuns na maxila. Em particular, ambos os tipos utilizam coroas de molares superiores CBJ com eixos pré-instalados.

O primeiro tipo utiliza coroas de aço inoxidável nos primeiros pré-molares inferiores bilateralmente, bandas nos primeiros molares permanentes e molas helicoidais de NiTi de 9 mm fixadas nos ganchos das bandas dos molares e em ganchos soldados nas bandas dos pré-molares. Uma barra lingual de 0,045" inserida nos tubos molares linguais de 0,045" e soldada às coroas dos pré-molares evita a inclinação da coroa mesial durante o movimento mesial do molar. As molas helicoidais de NiTi exercem uma força mesial de 150 g no primeiro molar inferior, que pode ser restringida através da colocação de um batente na barra lingual.

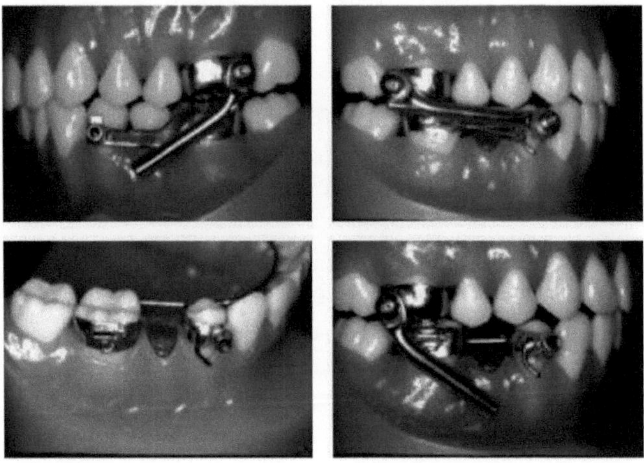

Fig. 27: Aparelho final entregue com a mola de Ni-Ti no lugar para trazer o molar para a frente.

O segundo tipo pode ser usado com segundos pré-molares ausentes unilateralmente. Consiste numa barra lingual semelhante, bandas nos primeiros pré-molares mandibulares e no primeiro molar do lado do pré-molar em falta, uma coroa CBJ colocada no primeiro molar do outro lado e uma mola helicoidal NiTi de 9 mm fixada no gancho da banda do molar e num gancho soldado na banda do pré-molar. A coroa do molar mandibular CBJ com cantilever pré-instalado resulta numa ligeira abertura da mordida, permitindo assim um movimento mesial mais rápido do outro primeiro molar mandibular (Fig. 27).

10. TALA DE REPOSICIONAMENTO DE AVANÇO MANDIBULAR [12]

Introduzido em 1982 pelo Dr. Clements. O aparelho MARS (Mandibular Advancing Repositioning Splint)[12] é um dispositivo funcional ligado aos fios do arco de um aparelho ortodôntico multibanda, concebido para manter as mandíbulas da Classe II numa posição protruída. O aparelho MARS é composto por um par de escoras telescópicas, cujas extremidades são fixadas aos fios das arcadas superior e inferior de um aparelho fixo multibanda por meio de um dispositivo de travamento (Fig. 28).

O objetivo do aparelho MARS é manter a mandíbula numa posição protrusa contínua durante o fecho da mandíbula, bem como durante todos os movimentos de abertura e excursão. O aparelho MARS permite o reposicionamento da mandíbula para uma posição mais avançada ou protrusiva, utilizando o princípio da compressão, e não através de tensão, como acontece com os elásticos de Classe II, ou através de um reposicionamento predominantemente muscular, como acontece com os aparelhos funcionais amovíveis.

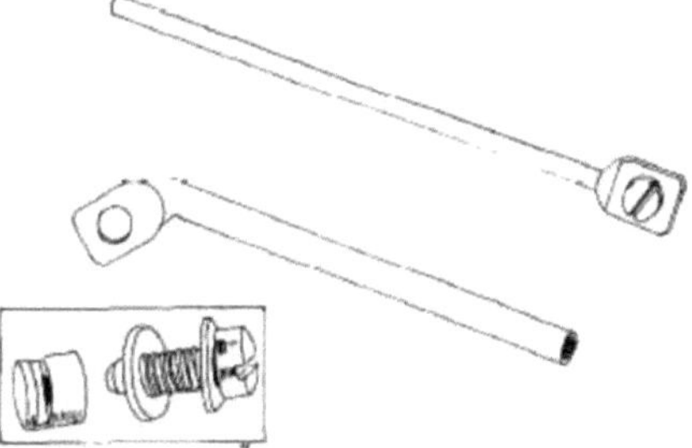

Fig. 28. Escoras telescópicas do aparelho MARS. O parafuso de bloqueio está ilustrado na caixa no canto inferior esquerdo do esquema.

Cada escora é composta por duas partes separadas: um pistão ou êmbolo e um cilindro ou tubo oco. Estes dois componentes telescopam entre si, formando uma escora individual (Fig. 29).

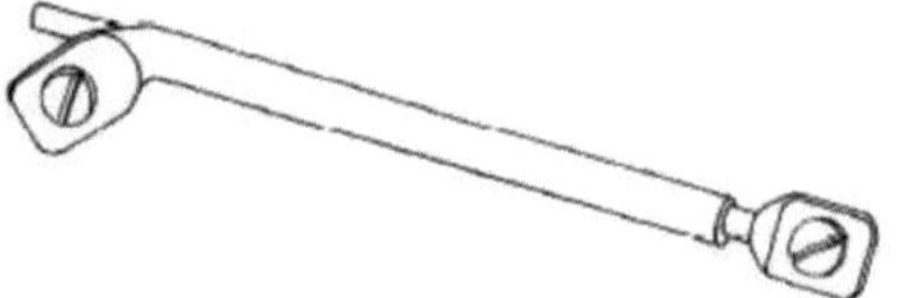

Fig. 29. Pistão montado no cilindro de um aparelho MARS.

As extremidades livres do êmbolo e do tubo oco (escoras) são fixadas aos arcos superior e inferior por meio de uma ranhura e de um parafuso de ajuste que as fixa firmemente na posição do arco. São necessárias duas escoras para cada doente, uma do lado direito e outra do lado esquerdo. As escoras originais eram feitas de componentes do arnês. O pistão era um fio de aço inoxidável de 0,045 polegadas e o cilindro era um tubo de arnês sem costura de 0,045 polegadas (diâmetro interior). Uma extremidade do tubo, bem como uma extremidade do arame, foi achatada e foi-lhe feito um orifício para acomodar a fixação.

Um problema enfrentado com este projeto foi o frequente desengate do pistão do tubo. Isto foi rectificado através da utilização de um pistão mais comprido que, por sua vez, exigiu a colocação do mecanismo de fixação no lado do tubo. Isto permitiu que as extremidades livres do pistão se projectassem para além da extremidade do tubo durante o fecho.

Além disso, uma vez que a largura intermolar é maior do que a largura na área dos caninos, onde o êmbolo se prende ao arco, notou-se uma ligação no ponto de fixação ao arco aquando da abertura da boca. Isto foi resolvido utilizando um orifício maior para o parafuso de fixação, resultando numa junta de encaixe solta. Além disso, a patilha de descolagem do tubo foi deslocada num ângulo de 10-15° em relação ao tubo.

Foram utilizados parafusos de fixação ajustáveis para a fixação das escoras ao arco.

O tubo oco é fixado ao fio superior mesialmente ao molar mais distal incorporado na configuração. O êmbolo é bloqueado em posição por meio de uma fixação semelhante no fio da arcada inferior, distal aos caninos inferiores. O mecanismo de bloqueio, que é fixado ao respetivo fio da arcada, está ligado ao êmbolo e ao tubo oco por um parafuso solto que permite que as escoras rodem em torno do ponto de fixação. O ajuste solto do parafuso de fixação com o êmbolo e o tubo oco permite movimentos laterais da mandíbula.

Fabrico:

O aparelho MARS é sempre ligado apenas ao fio de arco retangular pesado que encaixa completamente nas ranhuras do braquete. Assim, todas as rotações preliminares, fechamento de espaço e procedimentos de alinhamento devem ser completados antes da colocação do aparelho MARS.

Pede-se ao paciente que projete esta mandíbula com as linhas médias coincidindo e a mandíbula numa relação de classe I, os comprimentos das hastes direita e esquerda são medidos. O comprimento da escora MARS é a distância entre o meio do espaço interbraquetes distal aos caninos inferiores e o meio do espaço interbraquetes mesial ao molar terminal superior. O comprimento do tubo oco é determinado pela subtração de uma medida calculada e padronizada de 7,4 mm do comprimento da estrutura.

O aparelho MARS, como regra geral, deve ser bloqueado na posição 2-3 mm posterior à medição da distância incisal máxima protrusiva. Se um paciente sentir desconforto devido a uma mandíbula demasiado protrusiva para a frente, o aparelho é ajustado e bloqueado numa posição menos protrusiva.

O aparelho MARS pode ser ajustado para a frente ou alongado por 2 métodos. O primeiro método consiste simplesmente em substituir as escoras de ambos os lados por membros superiores ou tubos mais compridos. O membro inferior pode ser mantido ou substituído por um êmbolo mais comprido, se desejado. Um segundo método envolve a colocação de espaçadores de 2 a 3 mm de comprimento nos membros inferiores ou pistões.

Clements observou que para assegurar uma boa e estável relação oclusal de classe I, o aparelho MARS deve ser ajustado até um ponto em que as bordas incisais mandibulares estejam 2 a 3 mm anteriores à sua posição final desejada, ou seja, 2 a 3 mm em direção a uma mordida cruzada anterior. Geralmente, quase imediatamente após a remoção do aparelho MARS, a mandíbula tende a recuar ligeiramente, normalmente cerca de 2 a 3 mm, daí a necessidade de uma sobre correção. O efeito sobre os maxilares de um paciente que usa o aparelho MARS é semelhante ao do tipo de aparelho funcional fixo, como o aparelho Herbst. No entanto, existem várias diferenças importantes entre os dois aparelhos:

1. Ao contrário do aparelho Herbst, o aparelho MARS não necessita de soldadura nem de procedimentos laboratoriais exaustivos. 2. Tem um incidente mínimo de quebra.
3. Não deprime o canino, não abre espaços na área dos pré-molares, nem aflora os incisivos mandibulares se o fio retangular for atado aos molares terminais.
4. É facilmente fixado ou removido do arco.
5. Pode ser colocado num momento adequado durante o tratamento.

Para além das diferenças acima referidas em relação ao Herbst, que constituem vantagens distintas, existem ainda algumas outras vantagens do aparelho MARS:

1. Está ativo 24 horas por dia.
2. Não é volumoso.
3. A cooperação do doente não é vital.

Desvantagens da aplicação MARS:

1. Requer a instalação de um aparelho fixo com vários suportes antes da aplicação.
2. Devido a este requisito, a utilização em casos de dentição mista é limitada.
3. Os dentes das respectivas arcadas têm de ser preparados com um alinhamento correto e uma inclinação axial correta antes da colocação do aparelho.

4. Não pode ser utilizado em fios redondos, deve ser utilizado apenas com os fios rectangulares mais pesados.
5. Os comprimentos do pistão e do tubo têm de ser cortados e polidos individualmente.

11. APARELHO CORRECTOR MANDIBULAR (MCA)[104]

O Aparelho Corretor Mandibular (Cormar Inc., Salisbury, MD) foi introduzido por Jones (Fig. 30). O aparelho é composto por braços de reposicionamento bilaterais, aparelhos multibandas com fios e conectores de arcos de tamanho quase completo. As dimensões do fio devem ser de 0,0175 x 0,025" quando são utilizadas ranhuras para braquetes de 0,018" ou 0,021 x 0,025" quando são utilizadas ranhuras para braquetes de 0,022". Os braços de reposicionamento são fixados ao arco com conectores distais nos braquetes do canino mandibular e mesiais aos tubos dos molares superiores terminais. O comprimento dos braços de reposicionamento é determinado após o avanço da mandíbula em cerca de 3-4 mm. Após este avanço inicial, podem ser efectuadas reactivações adicionais de 2-4 mm, de 4 em 4 semanas, até que os incisivos fiquem numa posição de borda a borda. Em casos de desvios da linha média, a correção pode ser efectuada avançando a mandíbula mais de um lado.

O tratamento com o MCA dura 6 meses se for necessária uma correção do overjet de 3-4 mm, enquanto que quando é necessária uma correção de 7-8 mm, o tempo de tratamento pode ser aumentado até 12-14 meses. Depois de uma relação molar de super Classe I ter sido alcançada e a mandíbula ser mantida numa posição estável sem ser retraída, o MCA pode ser removido e elásticos curtos de Classe II podem ser colocados para trazer os dentes posteriores para uma intercuspidação apertada.

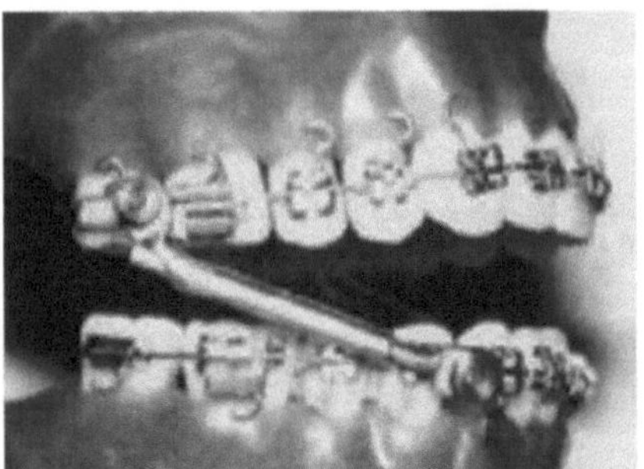

Fig. 30. Aparelho corretor mandibular

13. O APARELHO RITTO[5]

Introduzido pelo Dr. A Korrodi Ritto no ano de 1998. O aparelho Ritto[5] é um aparelho fixo funcional que pode ser descrito como um dispositivo telescópico miniaturizado. Foi desenvolvido com o objetivo de criar um aparelho versátil e eficiente com uma aplicação intra-oral simplificada. O aparelho Ritto é um aparelho de peça única com ação telescópica. (Fig. 31) Apresenta-se num formato único, o que permite a sua utilização em ambos os lados. Este design permite manter o stock a um nível mínimo.

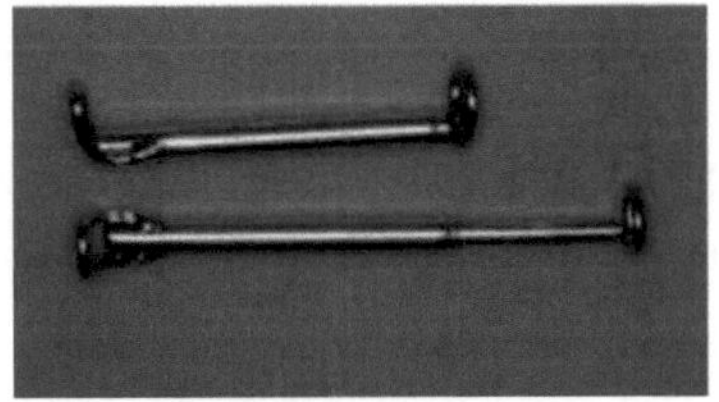

Fig.31 Aparelho Ritto

O desenho do aparelho Ritto permite uma inserção rápida e fácil. Ao contrário de outros aparelhos, foi concebido de forma a não se soltar depois de atingir a extensão máxima.

Os acessórios de fixação são constituídos por uma cavilha esférica de aço (para fixar o aparelho na arcada superior) e por um travão deslizante controlado por fechadura (que serve também para ativar o aparelho na arcada inferior). (Fig. 32, 33)

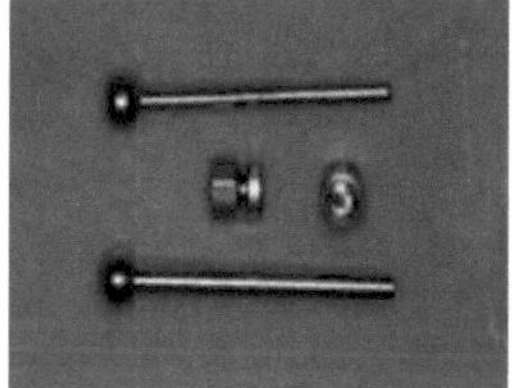

Fig. 32

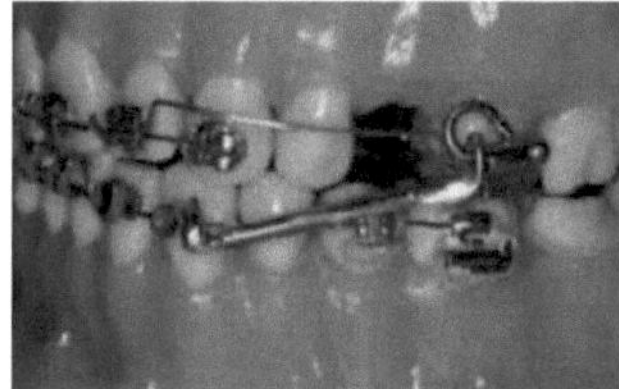

Fig. 33

Indicações

1. A versatilidade do aparelho Ritto permite a sua utilização numa grande variedade de situações clínicas: em más oclusões de Classe I, II div. 1 e 2, ou III, e também como medida complementar na recaptura do disco articular.

2. A sua principal aplicação é na Classe II com deficiência mandibular, na dentição mista ou permanente, quando é necessário o avanço mandibular como forma de estimular o crescimento e reduzir os defeitos esqueléticos.

3. Adicionalmente, nas más oclusões de Classe I e II, o aparelho pode ser utilizado como reforço de ancoragem em tratamentos que necessitem de extração durante a retração dos dentes anteriores, em tratamentos que não necessitem de extração quando se pretende fazer remodelação dentária interproximal, ou em alguns casos de assimetria mandibular.

4. Com o mesmo objetivo, pode ser utilizado em adultos que estejam a fazer tratamentos com técnicas linguais ou vestibulares.

5. Tem um papel importante nas más oclusões tratadas com extracções superiores e inferiores, permitindo um avanço dos molares inferiores, evitando assim a retração dos dentes mandibulares anteriores.

6. Em certos casos de Classe III, é possível efetuar o avanço dos dentes anteriores superiores utilizando uma versão ligeiramente modificada deste aparelho.

Preparação de aparelhos

O aparelho Ritto não necessita de qualquer fase de laboratório, o que significa uma redução de tempo e de custos. Também não necessita de qualquer medição prévia, devido à forma como é ativado. A preparação da arcada inferior é o único procedimento de pré-montagem sugerido pelo autor.

A arcada inferior deve permanecer sempre dobrada atrás dos molares, de modo a evitar a protrusão dos incisivos inferiores. É necessário dobrar primeiro atrás de um molar, assentar nos brackets, depois deslizar a arcada para o outro lado de modo a que a primeira dobra pós-molar fique apertada contra a ranhura e, finalmente, dobrar do outro lado o mais próximo possível do tubo. Isto cria um arco bem ajustado com um risco mínimo de deslizamento. (Fig. 34, 35).

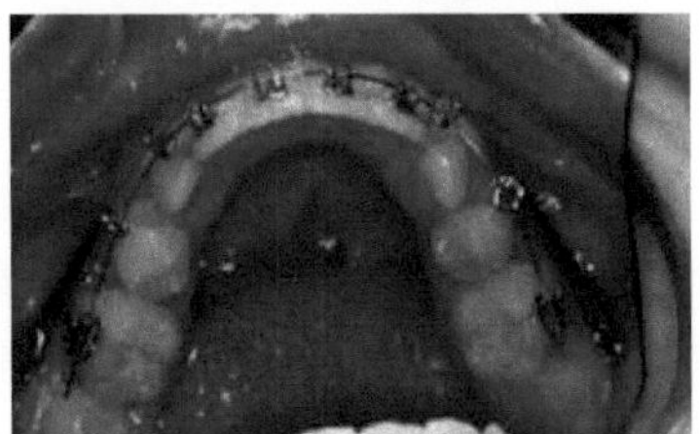

Fig. 34

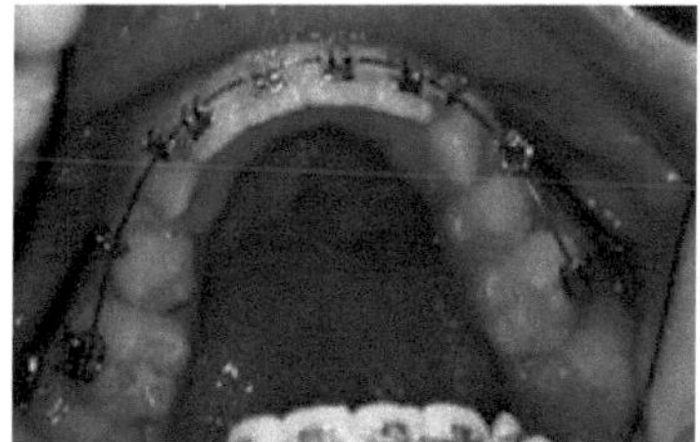

Fig. 35

A inserção superior é conseguida colocando um fio de aço com extremidade esférica no tubo do arnês de 0,045" e dobrando-o gengivalmente e distalmente sobre o acessório. (Fig. 36, 37)

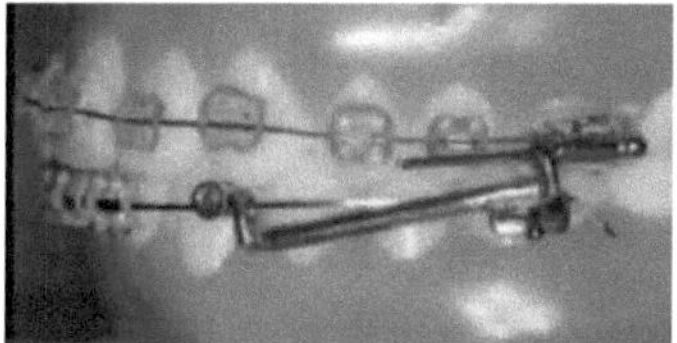

Fig. 36

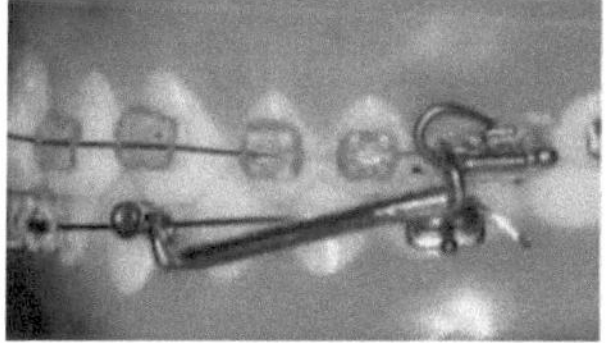

Fig. 37

Ativação

A ativação é conseguida fazendo deslizar o fecho ao longo da arcada inferior na direção distal e fixando-o depois contra o aparelho Ritto. Em média, é efectuada uma ativação de 4 a 5 mm, repetida três semanas mais tarde.

O segredo do sucesso segundo o autor

As chaves do sucesso nunca foram corretamente descritas, mas são essenciais para manter o paciente motivado e concentrado. Quando são corretamente seguidas, o risco de rutura é consideravelmente reduzido.

1st key - A escolha do doente é fundamental, no entanto, é sempre possível fazer um mau julgamento.

2nd key - Após a fase ortodôntica (com as arcadas coordenadas), o paciente deve utilizar um mini estimulador para avanço mandibular durante dois meses.

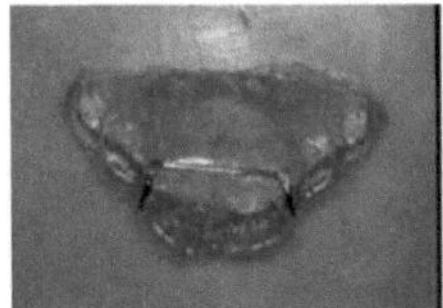
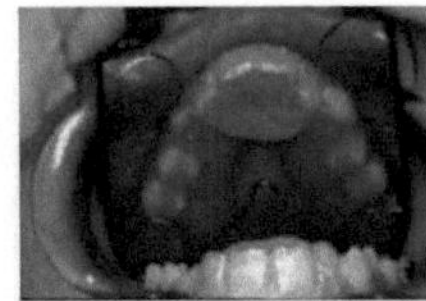
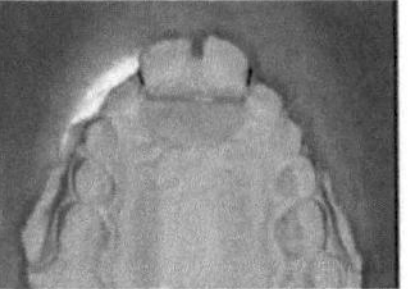

Fig. 38. Mini simulador

Este aparelho é simplesmente um retentor termoformado, com 0,7 mm de espessura, que é colocado nos incisivos superiores. Tem um bloco de acrílico na zona palatina que encaixa nos incisivos inferiores (Fig. 38). O bloco de acrílico é construído com a mandíbula avançada na Classe I.

É explicado ao doente e aos pais o que deve ser feito exatamente durante este período,

i. e. quais os exercícios a fazer, a posição a memorizar e a razão de ser desta fase (para evitar uma pressão demasiado forte, a fratura e a inclinação vestibular dos incisivos inferiores aquando da colocação do aparelho funcional fixo).

No primeiro mês, haverá alguma estimulação muscular e adaptação do paciente à nova posição. No segundo mês, o paciente deve realizar exercícios de deglutição com a mandíbula avançada e com os incisivos inferiores no bloco de mordida de acrílico. No final desta fase é bastante comum que se note alguma capacidade de contacto labial sem contração muscular. Pode ser utilizado também na primeira fase da terapia com o aparelho Ritto.

3rd key - A coordenação da arcada deve ser feita de modo a que, quando a mandíbula é avançada, se obtenha o maior número possível de contactos posteriores.

Estes contactos proporcionam estabilidade, conforto ao mastigar e ajudam a conseguir uma adaptação mais rápida. É durante a fase ortodôntica inicial que se efectua o nivelamento necessário.

12. APARELHOS DE PROTRACÇÃO MANDIBULAR [20]

O Aparelho de Protração Mandibular (APM)[20] foi introduzido em 1995 pelo Dr. Carlos Martins Coehlo Filho. O MPA passou por várias mudanças ao longo dos anos e agora está na sua quarta variação. Funciona como o aparelho de Herbst, mas utiliza tubos e hastes menores, que são fixados no tubo do aparelho extrabucal do primeiro molar superior e no fio mandibular.

- APARELHO DE PROTRACÇÃO MANDIBULAR N.º. 1

O primeiro tipo de aparelho de protracção mandibular (MPA) requer fios de aço inoxidável em ambas as arcadas. O arco mandibular requer paradas como círculos, ganchos crimpáveis, ou laços distais às cúspides para prevenir o contacto direto entre o aparelho e os brackets colados (Fig. 39). A ligadura das cúspides e a colocação de um arco lingual de conexão permite que o clínico utilize os braquetes das cúspides também como batentes. Além disso, o arco inferior deve ter torque lingual suficiente na região anterior para resistir ao deslocamento vestibular dos incisivos inferiores devido à pressão protrusiva do aparelho. Ele deve ser apertado com uma ponta distal ao tubo mandibular ou com uma ligadura colocada firmemente em torno de uma alça que fica diretamente contra o tubo mandibular.

Cada lado do aparelho é feito dobrando um pequeno laço em ângulo reto na extremidade de um fio de aço inoxidável de 0,032". O comprimento do aparelho é então determinado através da protrusão da mandíbula para uma posição com a devida correção do trespasse, sobremordida e linha média e medindo a distância da mesial do tubo maxilar até ao batente do fio mandibular. Outro pequeno círculo em ângulo reto é então dobrado numa direção oposta na outra extremidade do fio de aço inoxidável de .032". A angulação destas curvas circulares pode variar para permitir o deslizamento livre ao longo do fio mandibular. Um círculo do aparelho é colocado sobre o fio maxilar contra o tubo molar, e o outro círculo contra o batente do fio mandibular. Ambos os círculos são então fechados completamente.

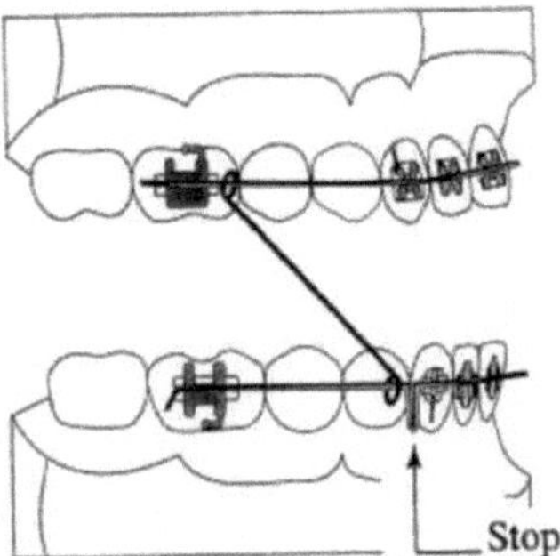

Fig.39 Aparelho de protracção mandibular n.º 1 com batentes colocados no arco mandibular distal às cúspides.

O funcionamento deste aparelho é bastante simples: ele desliza distalmente ao longo do fio mandibular e mesialmente ao longo do fio maxilar na abertura, e retorna para descansar contra o batente do fio mandibular e o tubo vestibular maxilar no fechamento. No entanto, para permitir uma folga suficiente para o deslizamento ao longo do fio mandibular, os braquetes bicúspides devem ser omitidos, e um deslocamento vestibular no fio inferior é muitas vezes necessário.

Com uma seleção cuidadosa dos pacientes e uma utilização judiciosa, este primeiro desenho funciona de forma bastante eficaz; no entanto, a impossibilidade de colar os bicúspides inferiores, combinada com a abertura limitada da boca do aparelho e o deslocamento frequente das bandas molares, levou ao desenvolvimento de um segundo aparelho de protrusão.

- APARELHO DE PROTRACÇÃO MANDIBULAR N.º 2

O MPA n.º 2 é fabricado fazendo círculos em ângulo reto em duas peças de fio de aço inoxidável de .032" (Fig. 40). Um pequeno pedaço de bobina rígida ou de tubo de aço inoxidável é colocado sobre um dos fios. A bobina pode ser feita de fio de aço inoxidável de .024". Uma extremidade de cada fio é inserida através do laço do outro fio, de modo a que cada fio passe através do outro até ao limite da bobina de fio. A bobina impede que os dois fios interfiram um com o outro e assegura a sua relação correta.

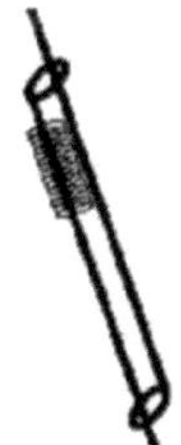

Fig. 40: MPA No.2

O fio maxilar edgewise é feito com uma quantidade normal de torque anterior e com círculos oclusais direcionados contra os tubos molares. O fio mandibular deve ter um torque suficiente na porção anterior para resistir à inclinação dos incisivos labiais e deve ter círculos oclusais colocados cerca de 2-3mm distalmente a cada cúspide. O arco inferior deve ser firmemente apertado para trás.

O comprimento apropriado de cada conjunto de fios é determinado colocando os fios da arcada na boca e fazendo com que o paciente posicione a mandíbula com o overjet, overbite, linha média e oclusão molar corretos. Esta distância é transferida para cada conjunto de arame e são dobradas as anilhas de fixação nas extremidades do arame para os círculos do arco maxilar e mandibular.

O aparelho pode ser colocado diretamente na boca, um lado de cada vez, ou pode ser montado, fora da boca, da seguinte forma

1. Introduzir as extremidades do aparelho nos círculos dos arcos maxilar e mandibular de ambos os lados e apertar completamente as ligações do aparelho para

evitar que se desloquem.

2. Insira o fio superior e deixe os aparelhos pendurados passivamente em cada lado.

3. Introduzir o fio inferior nos tubos dos molares inferiores e apertar bem ambos os lados, dobrando gengivalmente o fio que se estende para além dos tubos ou ligando os laços de fixação.

A distância de 2-3mm entre os braquetes cúspides e os círculos do arco mandibular permite ajustes para assimetrias que podem se desenvolver durante o tratamento. Simplesmente deslizando o arco para um lado ou para o outro, a linha média pode ser alterada e mais pressão pode ser colocada num lado da boca.

Ambos os aparelhos reposicionam permanentemente a mandíbula para a frente e dependem de uma combinação de crescimento condilar e adaptação dentoalveolar para alcançar uma oclusão posterior de Classe I.

- O APARELHO DE PROTRACÇÃO MANDIBULAR Nº. 3

Os problemas de quebra, abertura restrita e desconforto para o paciente, associados ao MPA No. 1, e a dificuldade de construção do MPA No.2 na cadeira, desencorajaram muitos ortodontistas a usar esses aparelhos. A quebra do fio do arco tem sido um problema particular com os sistemas de braquetes .018", uma vez que eles são incapazes de acomodar os fios maiores e mais fortes disponíveis para os aparelhos .022".

Muitas das limitações dos dois primeiros desenhos do MPA foram superadas com o desenvolvimento do MPA No. 3.[22] Esta versão elimina grande parte do stress do arco e permite uma maior amplitude de movimento da mandíbula, mantendo a mandíbula numa posição protruída. O novo aparelho ainda se assemelha ao Herbst, mas o seu tamanho mais pequeno e a sua função melhorada tornam-no muito mais tolerável do que os MPAs ou aparelhos Herbst desenvolvidos anteriormente, e a sua facilidade de construção e inserção reduzem o stress e o desconforto tanto para os médicos como para os pacientes.

Construção do aparelho (Fig. 41)

As peças necessárias para a construção do MPA n.º 3 são:

1. Dois tubos maxilares com um diâmetro interno de 0,045", cada um com cerca de 27 mm de comprimento.
2. Duas anilhas maxilares de fio de aço inoxidável .040", cada uma com cerca de 13 mm de comprimento, com uma anilha dobrada numa das extremidades num ângulo de cerca de 130° em relação à horizontal.
3. Duas hastes mandibulares de fio de aço inoxidável de .036", cada uma com cerca de 27 mm de comprimento.
4. Quatro peças de material de banda.
5. Dois comprimentos curtos de fio de aço inoxidável recozido de 0,036", cada um com um laço numa extremidade, para fixar o aparelho ao tubo do aparelho extrabucal do molar superior.

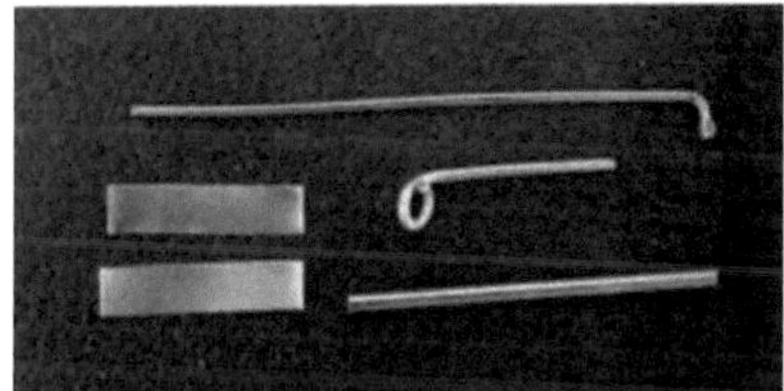

Fig. 41 Componentes da AMP nº 3

Soldar cada tubo maxilar a uma ansa maxilar. Soldar duas peças de material de banda à volta dos fios combinados. Isto eliminará a necessidade de soldar.

Preparar um fio mandibular de aço inoxidável, dobrando uma ansa em "O" em cada lado distal à cúspide, enrolando o fio duas vezes à volta de um alicate de formação de ansa Tweed. Idealmente, deve ser usado um fio de 0,019 "X0,025" (Fig. 42).

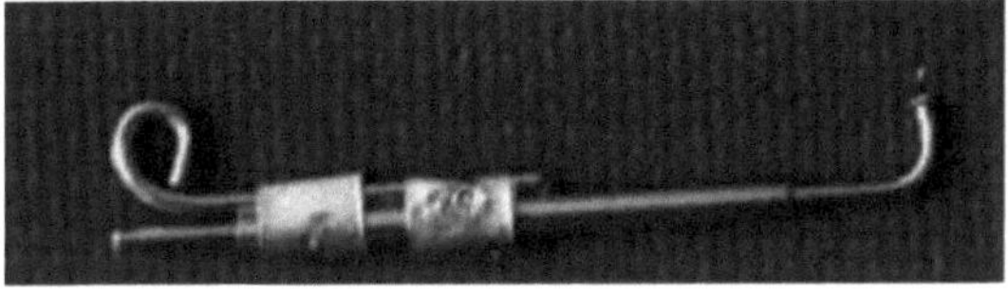

Fig.42 MPA No.3

Preparar cada haste mandibular de 0,036" fazendo uma dobra de 90° numa das extremidades. Colocar um pequeno pedaço de tubo sobre a mesma extremidade, e depois cravar e soldar para que fique fixo. Insira a perna mais comprida da haste mandibular através da ansa "O" no arco a partir da lingual. Manipular a haste para cima até ficar quase perpendicular ao fio.

Colocação de aparelhos

Colocar o arco mandibular na boca de modo a que o fio se estenda o suficiente para distal ao tubo molar para um tieback de dobragem. Sempre que possível, incluir os segundos molares para aumentar a ancoragem. Embora os braquetes bicúspides mandibulares possam ser incluídos, há menos interferência e mais espaço de trabalho se for colocado um simples aparelho colado 2 X 6.

A arcada maxilar pode ser total ou parcialmente colada, utilizando qualquer tipo e tamanho de fio - redondo ou de ponta, de aço inoxidável ou níquel titânio. Este fio pode ser atado ou não, consoante se pretenda a movimentação em massa dos dentes superiores ou apenas a movimentação distal dos molares.

Fixe o tubo maxilar à extremidade distal do tubo do arnês do primeiro molar superior, enfiando o pino curto de aço inoxidável recozido através da ansa do tubo MPA e depois através do tubo do arnês. Dobrar o pino recozido para baixo, mesialmente ao tubo do arnês. Em alternativa, o tubo maxilar pode ser enrolado sobre o fio maxilar mesial ao tubo do arnês, ou o pino recozido pode ser inserido na extremidade mesial do tubo do arnês.

Peça ao paciente para posicionar a mandíbula para corrigir qualquer sobremordida, sobressaliência e desvio da linha média e, em seguida, utilize o tubo maxilar montado para medir a distância entre a extremidade distal do tubo do arnês e a ansa "O" do arco mandibular. Marque e corte o tubo neste ponto.

O MPA No. 3 permite uma abertura quase ilimitada, até pelo menos 50-55 mm. Tal como os outros MPAs, pode ser utilizado unilateralmente; os doentes consideram geralmente esta versão mais confortável do que a bilateral.

Adaptações do MPA n.º 3

Se o conjunto do tubo maxilar for cortado antes de uma posição mandibular totalmente protruída, pode ser colocada uma mola de bobina aberta de níquel titânio (diâmetro interno de 0,045") sobre a haste mandibular entre o tubo maxilar e a extremidade da haste. Embora este desenho reduza a protrusão ortopédica, fornece uma força suave e contínua de Classe II que é eficaz na resolução de más oclusões e semelhante em princípio à mola Eureka. A força é suficientemente pequena para que a haste mandibular possa descansar contra o braquete cúspide sem risco de quebra. Mas a rotação mesial do canino é um problema.

Ao inverter a direção do aparelho, o MPA No. 3 pode ser usado para corrigir más oclusões de Classe III e mordidas cruzadas anteriores. Este desenho requer que o tubo seja fixado à arcada mandibular, quer enfiando o pino recozido através do tubo do aparelho extrabucal do primeiro ou segundo molar, quer enrolando o tubo sobre o arco mandibular adjacente ao tubo ou braquete do molar. O tubo deve ser suficientemente curto para acomodar uma mola de bobina aberta entre o laço da haste e o tubo. Após o fecho completo da boca, a bobina comprime-se para criar as forças necessárias para a frente na maxila e para trás na mandíbula. A versão Classe III do MPA No. 3 fornece ancoragem anterior maxilar para o movimento mesial dos dentes posteriores. Tal como o desenho da Classe II, permite uma abertura ampla.

As vantagens da MPA n.º 3 em relação às MPA n.º 2 e 1 são as seguintes

1. É mais confortável para o doente, promovendo assim uma melhor adesão.
2. Oferece uma maior amplitude de movimentos.
3. É igualmente simples e económico, mas mais fácil de colocar.
4. Pode ser adaptado a casos de classe II ou de classe III.
5. Pode ser utilizado para posicionamento mandibular ou movimento

dentoalveolar.

6. Provoca menos quebras de arcos e aparelhos e, por conseguinte, menos consultas de urgência.

- APARELHO DE PROTRACÇÃO MANDIBULAR Nº 4

A versão mais recente, o MPA IV[31] é muito mais fácil de construir e instalar, e muito mais confortável para o doente.

O MPA IV é constituído pelas seguintes partes:

1. Tubo "T".
2. Cavilha de bloqueio do molar superior.
3. Haste mandibular.
4. Arco mandibular.

Fabrico de electrodomésticos

1. Soldar por pontos duas secções perpendiculares de tubos de aço inoxidável de .040" para os manter no lugar até à soldadura. Este processo pode ser repetido várias vezes ao longo do tubo mais longo, desde que haja pelo menos 37 mm entre os tubos mais curtos.

2. Soldar cada intersecção soldada por pontos dos tubos mais compridos e mais curtos.

3. Cortar o excesso de cada tubo mais curto ao nível da secção mais longa. Corte a secção mais comprida ao nível do tubo curto. O excesso de tubo pode ser reutilizado. Vários conjuntos de tubos em "T" e hastes mandibulares podem ser pré-fabricados de uma só vez e guardados para utilização posterior.

4. Fabricar o pino de bloqueio do molar superior adicionando uma pequena gota de solda de prata a uma extremidade de uma secção de fio de aço inoxidável de

.040". Arredondar a gota de solda com um disco e uma broca para a tornar tão pequena e lisa quanto possível, evitando assim a irritação bucal.

5. Insira o pino de bloqueio molar na secção mais pequena do tubo "T" e puxe-o até que a gota de solda fique presa contra o tubo. Marcar a cavilha de bloqueio do molar com uma caneta no ponto em que emerge do outro lado do tubo em "T".

6. Retirar o pino de bloqueio do molar e dobrá-lo suavemente na marca de tinta com um alicate de três pontas. Reinserir o pino de bloqueio do molar até ao fim na secção mais pequena do tubo em "T". Se a curvatura for demasiado acentuada, desactivá-la um pouco com o alicate.

7. Insira um pedaço de fio de aço inoxidável de 0,040" na secção mais longa do tubo em "T" para evitar a deformação do tubo e, em seguida, dobre a cavilha de bloqueio mandibular com a pressão dos dedos até ficar paralela ao tubo mais longo. Se necessário, utilize um alicate pesado para completar a dobragem.

8. Cortar o pino de bloqueio do molar num comprimento manejável e recozer a sua ponta para facilitar a sua dobragem durante a instalação.

9. Fabricar a haste mandibular fazendo uma dobra de 90° numa das extremidades de uma secção de fio de aço inoxidável de .036", formando uma perna mais comprida e outra mais curta. Adicionar uma pequena gota de solda à ponta da perna mais curta.

10. Introduzir a haste mandibular no tubo em "T".

Instalação

1. O fio mandibular de aço inoxidável de .019" × .025" deve ter duas pequenas alças circulares que se estendem oclusalmente, logo distal às cúspides.

2. Inserir cada haste mandibular numa ansa circular a partir da lingual, puxá-la e rodá-la para cima.

3. Inserir cada pino de bloqueio molar num tubo do primeiro molar maxilar .045" a partir da distal. Pedir ao paciente para posicionar a mandíbula para a frente para simular o overjet e a linha média desejados, depois marcar a intersecção de cada tubo "T" com a ansa circular correspondente do arco mandibular. Isto define o comprimento do MPA 4 de modo a manter a mandíbula na posição protraída em repouso. Marcar também cada pino de travamento de molar no ponto onde ele emerge da extremidade mesial do tubo do primeiro molar.

4. Retirar cada conjunto maxilar do tubo molar e cortar os pinos de fixação dos molares e os tubos em "T" nas marcas.

5. Em cada lado, enquanto segura o tubo "T" com um alicate, insira a haste mandibular no tubo. Segure a cavilha de bloqueio do molar com um alicate e insira-a no tubo molar maxilar de 0,045" a partir da distal. Complete a inserção empurrando o conjunto para a frente com um dedo.

6. Com o paciente na abertura máxima, o alicate How é utilizado para dobrar firmemente cada pino de bloqueio do molar, mesialmente ao tubo do primeiro molar.

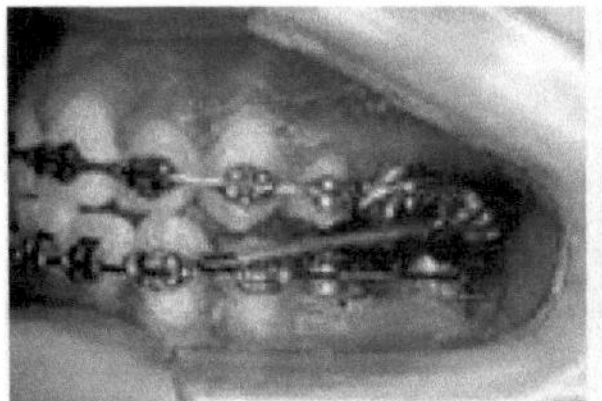 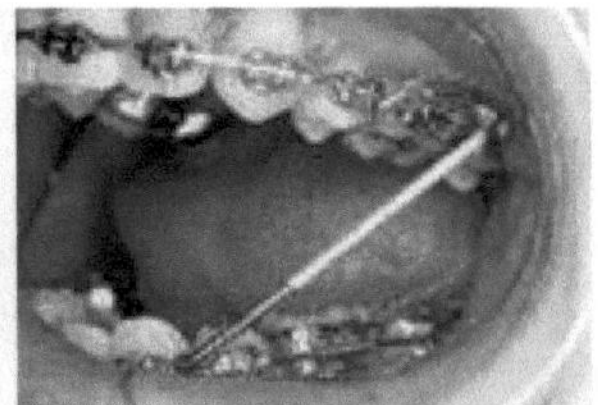

Fig.43 MPA 4 ativado pela secção de enrolamento da mola helicoidal de níquel titânio sobre a haste mandibular.

O MPA 4 pode ser ativado num ou em ambos os lados simplesmente enrolando uma secção de mola helicoidal de níquel-titânio sobre a haste mandibular. A quantidade de ativação será determinada pelo número de voltas da bobina (Fig. 43).

Indicações para o MPA

1. Maloclusões de classe II.
2. Maloclusões de subdivisão de classe II.
3. Maloclusões de classe III.
4. Deslocação mesial dos caninos maxilares para actuarem como incisivos laterais.
5. Sobremordidas profundas.
6. Grandes sobrejactos.
7. Preservação da ancoragem dos molares superiores.
8. Preservação da ancoragem do incisivo mandibular.
9. Correção das assimetrias da linha média.
10. Alívio dos sintomas de DTM.

Vantagens do MPA

1. Vários modelos disponíveis.
2. Pode moldar as forças.
3. Ajustes fáceis e precisos.
4. Pode proteger a ancoragem dos molares superiores.
5. Pode proteger a ancoragem do incisivo mandibular.
6. Não é necessária nenhuma técnica de laboratório.
7. Fabrico pouco dispendioso.
8. Tempo mínimo de tratamento em cadeira.
9. Invulgarmente útil com crianças em crescimento.
10. Pode corrigir más oclusões em pacientes que não estão a crescer.
11. Alterações dentoalveolares rápidas.
12. Pode aliviar os sintomas de DTM.
13. Útil em pacientes com ângulo mandibular elevado e ângulo baixo.
14. Requer uma cooperação mínima do paciente.

15. Altera minimamente a convexidade maxilar.
16. Limita a retração do lábio maxilar.
17. Força dirigida para cima e para trás ao longo do eixo Y.

Desvantagens da AMP

1. Não pode alterar substancialmente a convexidade maxilar.
2. Não é possível corrigir as protuberâncias bimaxilares.
3. Depende de uma oclusão pré-molar acentuada para a retenção.
4. Avança os incisivos mandibulares.
5. Requer um fio mandibular de grande diâmetro.
6. Os pacientes devem usar durante vários meses (4-12 meses.).
7. Restrição do movimento mandibular (mas menos do que um aparelho Herbst).
8. Actua principalmente através de alterações dentoalveolares.
9. Não pode crescer a mandíbula ou a maxila para além do seu potencial genético.
10. Os doentes podem destruí-los.
11. As bocas pequenas não os podem acomodar.
12. Curva de aprendizagem tanto para os doentes como para os médicos.

15. APARELHO DE REPOSICIONAMENTO ANTERIOR MANDIBULAR [105]

Introduzido em 1998 pela empresa Ormco/A após desenvolvimento e testes exaustivos efectuados por Douglas Toll, da Alemanha, e James Eckhart, dos Estados Unidos.

O Aparelho de Reposicionamento Anterior Mandibular (MARA)[105] (AOA, 13931 Spring Street, PO Box 725, Sturtevant, WI 53177) difere substancialmente de outros aparelhos de reposicionamento mandibular pelo facto de estar permanentemente fixado, mas não liga a maxila à mandíbula através de pistões, fios ou bobinas. Este desenho permite uma liberdade de movimentos que não se encontra noutros aparelhos e contribui para uma maior aceitação por parte dos pacientes.

Desenho MARA

O MARA utiliza normalmente coroas de aço inoxidável como retentores molares, embora os clínicos possam empregar com sucesso bandas molares de paredes espessas. As bandas molares vulgares partem-se devido à pressão oclusal e ao movimento da mandíbula, pelo que os clínicos devem evitar a sua utilização.

As coroas maxilares têm um tubo duplo soldado às suas superfícies vestibulares, ou seja, tubos de 0,022 ou 0,018 polegadas e grandes tubos oclusais quadrados nos quais se encaixa um came ajustável. As coroas mandibulares têm tubos de borda e seguidores de came soldados às suas superfícies vestibulares e um arco lingual que liga as coroas umas às outras (Fig. 44).

O came maxilar e os seguidores do came mandibular impedem o fecho da mandíbula numa posição retruída ou de Classe II, uma vez que as duas partes colidem para impedir o fecho normal e habitual. No entanto, o desenho do instrumento encoraja a mandíbula a mover-se para a frente, e o seguidor do came mandibular mover-se-á à frente do came maxilar. Isto permite a oclusão dos dentes (Fig. 45).

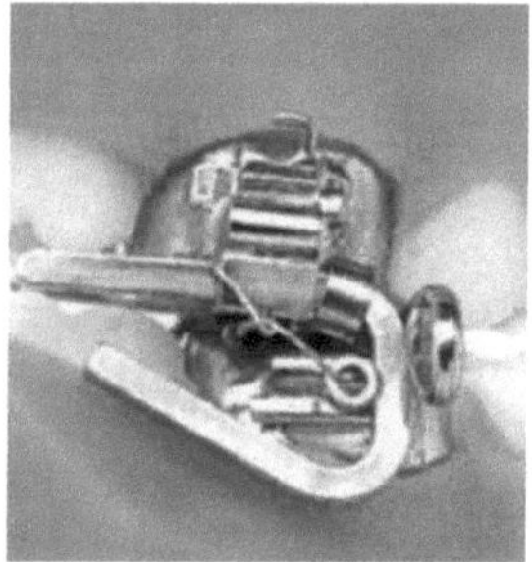

fig. 44. Aparelho de Reposicionamento Anterior Mandibular

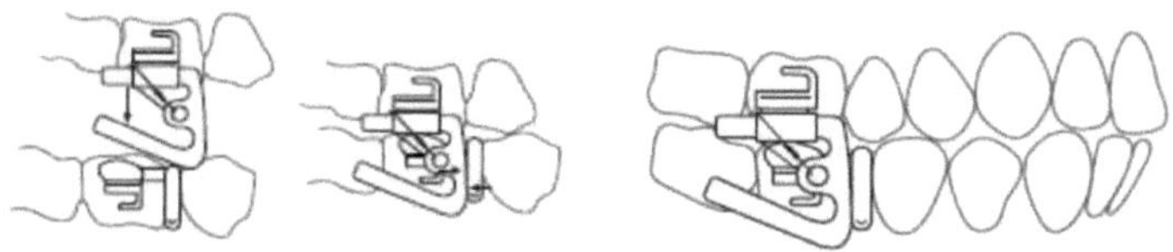

Fig. 45. MARA interfere com o fecho da mordida a menos que a mandíbula seja mantida para a frente

Mesmo sem uma ligação física entre as partes maxilar e mandibular, o doente aprende rapidamente a posicionar a mandíbula para a frente em repouso e durante a função. Os médicos podem selecionar a quantidade de posição mandibular para a frente ajustando o came maxilar com espaçadores deslizados no braço do came. Os médicos podem ajudar os doentes a ajustarem-se ao MARA fornecendo avanços incrementais em vez de obterem a correção completa no início. Os espaçadores de came permitem este tipo de avanço mandibular lento e sequencial.

Os clínicos podem combinar o MARA com expansores rápidos do maxilar, aparelhos edgewise completos ou aparelhos edgewise parciais, ou utilizá-lo sem brackets, fios ou outros aparelhos.

Sequência de tratamento MARA

Um esquema geral para a utilização do MARA é o seguinte:

1. A maxila é expandida, se necessário.
2. Para alinhar os incisivos, são utilizados aparelhos parciais, ou seja, arranjos maxilares e mandibulares 2 x 4 ou 2 x 6 de brackets, coroas e fios.
3. A MARA é colocada.
4. A conclusão da colagem e o alinhamento final dos dentes são efectuados.
5. Os aparelhos são retirados e inicia-se a retenção.

Técnica clínica

Os ortodontistas podem colocar as coroas ou bandas de paredes espessas nos molares e depois tirar impressões das arcadas maxilar e mandibular. Em alternativa, podem optar por tirar as impressões das arcadas e deixar que o laboratório faça a seleção da coroa. Evidências anedóticas demonstraram que a seleção laboratorial de coroas rivaliza com a escolha do clínico, e esta técnica continua a crescer em popularidade devido à sua facilidade de utilização e precisão. As impressões são preenchidas com gesso e as coroas são depois transferidas para os moldes de gesso. O ortodontista deve selecionar a quantidade desejada de avanço mandibular e marcar os moldes nesse ponto, após alinhar também as linhas médias. Um laboratório comercial, embora não seja necessário para o MARA, é aconselhado, pois essas empresas têm vasta e bem-sucedida experiência na confeção dos aparelhos.

O aparelho acabado é experimentado na boca e o clínico faz ajustes que permitem o avanço mandibular desejado e o alinhamento da linha média. O cimento de ionómero de vidro (CIV) é utilizado para fixar firmemente as coroas ou bandas aos dentes. Um cimento de cura ligeira requer aberturas oclusais nas coroas para permitir a penetração da luz; por este motivo, alguns clínicos preferem a utilização de GICs de cura dupla. O clínico deve aconselhar os pacientes a não testarem os novos aparelhos desnecessariamente, pois os solavancos oclusais podem ferir os dentes e causar dores evitáveis. Pressões mastigatórias fortes e constantes também podem afrouxar as coroas e quebrar as juntas de solda. Além disso, os pacientes devem ser lembrados de que devem esperar uma curva de aprendizagem com o MARA e não esperar que as suas mordidas funcionem sem falhas durante alguns dias. Os alimentos de mastigação fácil constituem a melhor dieta inicial, mas os doentes devem encontrar poucas restrições dietéticas após alguns dias. Os pacientes que usam o MARA podem ser consultados com a frequência que o ortodontista achar necessária, mas o paciente típico não precisará de um ajuste mais do que a cada 3 ou 4 meses. Num caso típico, o paciente usará o MARA aproximadamente 12 meses antes da sua remoção.

Tratamento MARA para adultos

Embora os adultos não tenham o potencial de crescimento dinâmico dos adolescentes, os seus complexos dentoalveolares podem fazer ajustes favoráveis sob a influência do MARA, o que previsivelmente corrigirá as más oclusões de Classe II. Até agora, a idade dos pacientes adultos parece ser irrelevante para o sucesso do MARA.

Vantagens do MARA

1. A maxila e a mandíbula podem atuar independentemente uma da outra.
2. Os doentes têm uma maior amplitude de movimentos.
3. Todo o fabrico pode ser efectuado no laboratório.
4. O aparelho não pode ser retirado pelo doente.

Desvantagens do MARA

1. Um investimento laboratorial substancial.
2. São necessárias coroas provisórias de aço inoxidável em todos os primeiros molares.
3. A colocação destas coroas resulta num certo aumento da altura facial anterior.
4. A localização posterior e vestibular dos planos-guia pode causar o afrouxamento das coroas de aço inoxidável ou a quebra da barra horizontal saliente mandibular.
5. Alguns pacientes com bocas pequenas, especialmente pré-adolescentes, não toleram o aparelho.
6. Alguns pacientes não conseguem efetuar os ajustes oclusais necessários para uma terapia bem sucedida.

Indicações

1. Classe esquelética II com deficiência mandibular.
2. Em doentes em crescimento

Contra-indicações

1. Padrão facial dolicofacial.
2. Casos predispostos à reabsorção radicular.
3. Mordidas abertas dentárias e esqueléticas.
4. Crescimento vertical com ângulo do plano mandibular elevado e excesso de altura facial inferior.

16. AVANÇO MANDIBULAR FUNCIONAL [106]

O Functional Mandibular Advancer (FMA)[106] é um novo aparelho rígido e fixo para a correção sagital da relação intermaxilar da mandíbula em adolescentes e jovens adultos (Fig. 46).

Design de electrodomésticos

O FMA tem um mecanismo de propulsão que, à primeira vista, se assemelha ao do aparelho de reposicionamento anterior mandibular, mas que difere tanto no seu modo de funcionamento como na sua ativação intra-oral. O FMA baseia-se no princípio do plano inclinado - um dos conceitos fundamentais da ortodontia funcional. Os planos inclinados mandibulares são colocados nos corredores vestibulares, onde não dificultam a deglutição ou a articulação. Os pinos-guia de protrusão de salto de mordida são colocados na parte superior do aparelho num ângulo de 60° em relação à horizontal, assegurando uma orientação mandibular ativa e para a frente, mesmo durante o encerramento parcial da mandíbula. A reativação no plano sagital é feita simplesmente movendo os pinos-guia para uma manga de suporte com rosca mais para a frente. Esta ativação gradual permite que os pacientes, especialmente os adultos, se adaptem ao aparelho.

Ao contrário do mecanismo telescópico de Herbst, o FMA proporciona movimentos funcionais quase sem fricção. As desvantagens do aparelho de Herbst, incluindo a visibilidade anterior; a tendência das hastes para caírem dos tubos em caso de abertura excessiva da boca; o risco de as hastes dobradas aumentarem o atrito nos tubos; o impacto dos ramos ascendentes e a ulceração da mucosa oral causada pela extensão excessiva das hastes; e a irritação da mucosa bucal nas áreas bicúspides inferiores pelos parafusos mandibulares, foram tidas em consideração aquando da conceção do FMA.

Os aparelhos funcionais, como os Twin Blocks e as placas duplas, funcionam de forma semelhante ao FMA, mas são amovíveis e, por isso, dependem da colaboração do paciente. Os componentes "padrão" do FMA facilitam o fabrico e a personalização no laboratório; dependendo do caso, por exemplo, pode ser construído com talas ou coroas fundidas, bem como com bandas.

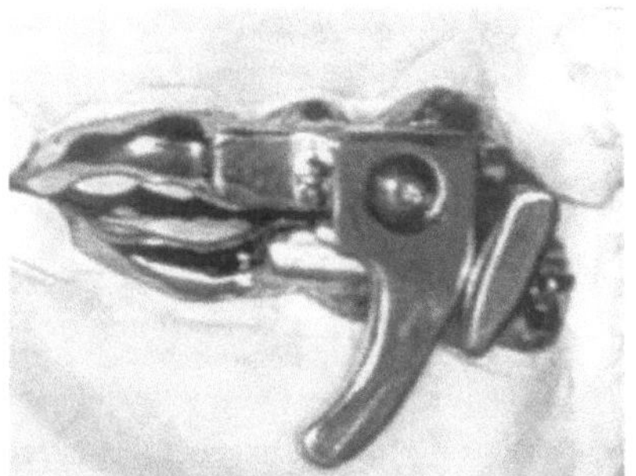

Fig. 46. Avanço mandibular funcional

As FMA oferecem várias vantagens:

1. É suficientemente rígido para fazer avançar a mandíbula continuamente para a posição terapêutica, mesmo em pacientes adultos.
2. A sua ação baseia-se no princípio do plano inclinado.
3. A sua conceção evita a fricção entre os componentes activos.
4. A sua colocação nos corredores bucais torna-o quase invisível.
5. Os seus pinos-guia de saliência são facilmente reactivados dentro das mangas de suporte.

APARELHO FUNCIONAL FIXO E FLEXÍVEL

1. APARELHO DE JUMPER JASPER

O aparelho Herbst é um aparelho funcional fixo rígido. É rígido porque um conjunto de manga de êmbolo rígido actua como uma articulação entre a maxila e a mandíbula. A desvantagem deste aparelho é a sua rigidez que restringe o movimento mandibular, especialmente os movimentos laterais da mandíbula.

Para ultrapassar estes problemas, James Jasper, no ano de 1987, desenvolveu um novo aparelho de empurrar que é flexível. Esse foi o primeiro aparelho funcional fixo flexível a surgir (Fig. 47). Esse aparelho produz forças sagitais e intrusivas, como o aparelho de Herbst, mas oferece ao paciente muito mais liberdade de movimento mandibular.[1] O aparelho é flexível e pode ser fixado entre as arcadas maxilar e mandibular para produzir mudanças rápidas entre as arcadas, através da aplicação de forças do tipo "arnês", "forças do tipo ativador" ou uma combinação de ambas. Uma das vantagens importantes é o elemento de controlo direcional que o Jasper Jumper oferece.

Partes do aparelho:

Este sistema modular fixo é acoplado aos aparelhos fixos mais utilizados, incluindo os aparelhos edgewise e Begg. O sistema é composto por duas partes: o módulo de força e as unidades de ancoragem. As indicações para a utilização do jumper continuam a ser as mesmas que para o aparelho Herbst.

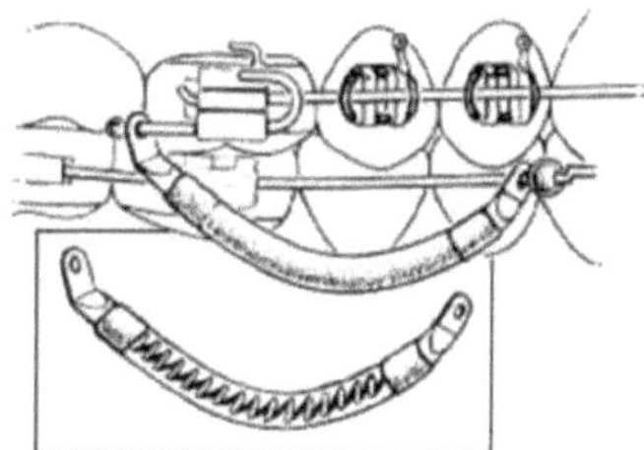

Fig 47. Camisola Jasper

Indicações:

Indicações clínicas para o uso do jumper como sugerido por cope et al após uma avaliação de 31 pacientes tratados com o Jasper Jumper Appliance.

1. Má oclusão de classe II dentária.
2. Classe II esquelética com excesso maxilar em oposição à deficiência mandibular.
3. Mordida profunda com incisivos mandibulares retroinclinados.

Outras aplicações potenciais sugeridas por James Jasper:

- Má oclusão de classe III com deficiência maxilar esquelética
- Correção da mordida cruzada anterior numa pseudo má oclusão de Classe III.
- Estabilização pós-cirúrgica da má oclusão de Classe II ou Classe III.
- Condicionamento muscular pré-cirúrgico de pacientes com má oclusão de Classe II.

Módulo de força:

O módulo de força, análogo às partes do tubo e do êmbolo do aparelho Herbst, é flexível. O módulo de força é constituído por uma bobina ou mola de aço inoxidável, fixada em ambas as extremidades a tampas de aço inoxidável, nas quais foram efectuados orifícios nos flanges para acomodar a unidade de fixação. Este módulo é envolvido por um revestimento de poliuretano para higiene e conforto. Estão disponíveis em diferentes comprimentos, de 26 mm a 38 mm, com incrementos de 2 mm.

Quando o módulo de força está reto, permanece passivo. À medida que os dentes entram em oclusão, a mola do módulo de força é curvada axialmente à medida que os músculos da mastigação elevam a mandíbula, produzindo uma gama de forças de 1 a 16 onças. Esta energia cinética é então recapturada quando o módulo de força é curvado e a força é convertida em energia potencial para ser utilizada numa variedade de efeitos clínicos.

Se for corretamente instalado para produzir o avanço mandibular, o mecanismo da mola será curvado ou ativado 4 mm em relação ao seu comprimento de repouso, armazenando assim 8 onças (250 gms) de energia potencial para a aplicação de força. Se for pretendida menos força, o jumper não é totalmente ativado.

Unidades de ancoragem:

Estão disponíveis vários métodos para fixar os módulos de força nas dentições permanentes e mistas.

Ligação ao fio do arco principal:

O método mais comum de fixação do módulo de força às arcadas dentárias em pacientes na dentição permanente é através do uso de aparelhos fixos previamente colocados. Quando o mecanismo jumper é usado para corrigir uma má oclusão de Classe II, o módulo de força é fixado posteriormente à arcada maxilar por um pino esférico que é colocado através da fixação distal do módulo de força e depois se estende anteriormente através do tubo do arco facial na banda do primeiro molar superior.

Anteriormente, o módulo é ancorado ao fio da arcada inferior. As dobras de baioneta são colocadas distalmente aos caninos mandibulares e pequenas pérolas de lexon são deslizadas sobre o fio da arcada para proporcionar uma paragem anterior. O fio do arco mandibular é enfiado através do orifício na tampa da extremidade anterior e depois ligado no sítio. A remoção dos brackets no segundo pré-molar, para além dos 1st pré-molares, permite ao paciente uma maior liberdade de movimentos.

Contra-indicações:

1) Casos predispostos à reabsorção radicular.
2) Mordidas abertas dentárias e esqueléticas.
3) Padrão de crescimento vertical com um ângulo do plano mandibular elevado e excesso de altura facial inferior.

Fixação aos fios auxiliares do arco:

Uma alternativa envolve a utilização de "gatilhos de saída". Este fio seccional auxiliar de 0,016" x 0,022" para um slot de 0,018" ou 0,018" x 0,025" para o slot de 0,022" permite ao clínico deixar os brackets dos pré-molares no lugar, fixando o módulo de força ao fio seccional que é ancorado anteriormente entre o canino e o primeiro pré-molar. Como a liberdade de deslizamento dos módulos é maior, há uma maior amplitude de movimento da mandíbula. As reparações e a colocação são fáceis com esta modificação do gatilho externo. O fio seccional é fixado posteriormente através de um tubo molar auxiliar. A parte posterior do jumper é fixada ao tubo do arnês como descrito anteriormente.

Deve ter-se o cuidado de assegurar um espaço adequado entre o gatilho de saída e a mucosa alveolar para permitir o deslizamento do módulo sem impacto nos tecidos. O contorno do fio seccional e a colocação de curvas de primeira ordem podem ser úteis.

Fixação na dentição mista:

Na dentição mista, a fixação maxilar é semelhante. A fixação mandibular do módulo de força é feita através de um fio de arco que se estende dos braquetes dos incisivos inferiores posteriormente aos primeiros molares permanentes, contornando a região dos caninos e molares decíduos.

Num paciente com dentição mista, a utilização de um arco transpalatino e de um arco lingual inferior fixo é obrigatória, de modo a controlar os potenciais efeitos secundários desfavoráveis produzidos pelo aparelho, como por exemplo, a inclinação e o alargamento dos molares e incisivos.

Preparação da ancoragem:

O aspeto mais importante da gestão clínica deste sistema de aparelhos é a preparação da ancoragem inferior e o controlo do movimento dentário mesial mandibular. As adaptações dentoalveolares desfavoráveis podem ser minimizadas na mandíbula através da preparação adequada da ancoragem.

O alinhamento dos dentes anteriores superiores e inferiores durante a fase inicial do tratamento ortodôntico deve ser completado. O fio de arco de tamanho normal ou quase normal deve ser inserido nos braquetes em ambas as arcadas antes da colocação dos módulos de força. O fio do arco deve ser amarrado ou apertado posteriormente para aumentar a ancoragem, incluindo os segundos molares, sempre que possível. Além disso, podem ser colocadas dobras de ponta para trás no fio do arco mandibular para aumentar a ancoragem.

O torque lingual anterior da coroa pode ser colocado no fio da arcada inferior para melhorar a ancoragem. Em alternativa, os brackets dos incisivos inferiores com um torque de coroa lingual de 5° incorporado na ranhura do bracket também podem ser utilizados para preparar a ancoragem.

Fios de estabilização:

Podem ser utilizados dois tipos de arcos auxiliares para melhorar a ancoragem: o arco transpalatino e o arco lingual inferior. Um TPA pode ser usado nos casos em que os movimentos maxilares distais devem ser minimizados e as adaptações mandibulares devem ser maximizadas. Um TPA não é incorporado se o movimento dentoalveolar maxilar for desejado. A utilização de uma arcada lingual inferior fixa é fortemente encorajada na maioria dos casos, exceto quando se pretende uma proclamação significativa dos incisivos.

Preparação dos arcos:

Os jumpers não são colocados até que o alinhamento inicial e o nivelamento da dentição tenham sido completados e os arcos de tamanho completo ou quase completo tenham sido colocados em ambas as arcadas. Depois dos arcos se terem tornado passivos, o arco mandibular é desengatado, 1st e 2nd brackets pré-molares são removidos bilateralmente. A não ser que sejam usados estabilizadores, as dobras de baioneta são colocadas no arco distal ao braquete do canino inferior e as pérolas de lexan de 3mm são deslizadas sobre as extremidades do arco e movidas para frente para descansar contra as dobras de baioneta bilateralmente.

Seleção e instalação de módulos:

Para determinar o comprimento correto do módulo, mede-se a distância entre a mesial do tubo do molar superior e o cordão de lexan. Se adicionar 12 mm a este comprimento, obterá o comprimento adequado para o módulo. 12 mm porque, 4 mm para o tubo, 4 mm de jogo livre e 4 mm de ativação incorporada. Alguns pacientes podem necessitar de jumpers de comprimento diferente nos lados esquerdo ou direito. O fio do arco mandibular é enfiado através dos módulos e ligado no local com as extremidades do fio do arco apertadas para trás. Assim, a força gerada pelo módulo é distribuída por toda a dentição mandibular. O pino esférico é apertado mesialmente.

Em doentes com ângulos do plano mandibular elevados, a cavilha é apertada de modo a obter aproximadamente 2 mm de deflexão do módulo (150 gms/lado). Em doentes com ângulos normais ou baixos do plano mandibular, o pino esférico é apertado para obter 4 mm de deflexão (300 gms/lado).

Reativação do sistema modular:
O sistema modular pode ser reativado mais facilmente encurtando a fixação aos primeiros molares superiores. O pino é simplesmente puxado 1 a 2 mm anteriormente em ambos os lados para reativar o módulo. A ativação do módulo também pode ser feita através de ajustes feitos na arcada inferior, podem ser usados batentes frisáveis colocados mesialmente à bola de lexan para produzir uma ativação precisa e controlada dos módulos. A ativação desta forma é mais precisa e mais fácil de executar. **Forças exercidas pelos Jasper Jumpers:**
As forças sagitais e intrusivas são produzidas pelos módulos. As forças intrusivas sobre os molares tendem a causar a expansão dos molares. Além disso, os módulos curvam-se para a vestibular, produzindo um efeito de proteção vestibular modesto.

EFEITOS DO TRATAMENTO

- Adaptações maxilares:

Efeitos do aparelho extrabucal - Um dos efeitos do tratamento produzidos mais facilmente pelos "jumpers" é a distalização do segmento posterior superior, se não for ancorado com TPA ou se não for cingido para trás. O efeito do aparelho extrabucal pode ser produzido não só em pacientes em crescimento, mas também em alguns pacientes adultos nos quais se deseja a distalização dos molares superiores. Isso é feito usando os dentes mandibulares como ancoragem.

Retração de dentes anteriores - os caninos podem ser retraídos tanto em pacientes com extração como sem extração, com a dentição maxilar posterior suportada pelos módulos.
As assimetrias dentárias podem ser corrigidas utilizando os módulos com força assimétrica.

Podem também ser desenvolvidos efeitos ortopédicos assimétricos.

- Adaptações mandibulares:
Em pacientes em crescimento, as alterações na posição mandibular e, presumivelmente, as alterações no comprimento mandibular são alcançadas após a aplicação do módulo de força de uma forma semelhante às do aparelho de Herbst, devido às semelhanças nos seus mecanismos de ação.

Utilização do Jasper Jumper em más oclusões de Classe III:
Os módulos de força também podem ser utilizados em más oclusões de classe III caracterizadas por retrusão maxilar esquelética.

Quando se utiliza o aparelho nestes pacientes, a ancoragem é invertida com o 1st molar permanente inferior e o 1st pré-molar superior a servirem como pontos de fixação. A bola de lexan é colocada atrás de uma curva de baioneta no fio da arcada superior. O único requisito adicional é um tubo de proteção da cabeça no suporte do molar inferior.

Vantagens do Jasper Jumper:
1. A quantidade de força aplicada pelos módulos é mais facilmente controlada e podem ser efectuados ajustes precisos na força aplicada.
2. Muito confortável para o paciente devido à flexibilidade do módulo.
3. Maior liberdade para os movimentos laterais da mandíbula.
4. Os procedimentos de higiene oral são mais fáceis.
5. Os módulos curvam-se para fora quando os dentes estão em oclusão. Isto

diminui as hipóteses de quebra.

6. Pode ser adicionado aos aparelhos existentes praticamente em qualquer altura após a preparação da arcada.

Desvantagens do saltador de jaspe:

1. Movimento dentário indesejado.
2. Apesar de ser inferior ao aparelho Herbst, também existem problemas significativos de rutura com o Jasper Jumper.
3. Nos casos de classe II, a descolagem de brackets caning é frequentemente observada se os jumpers forem encaixados diretamente no arco.

2. CAMISOLA TUBULAR SCANDEE [5]

Trata-se de uma mola de torção intermaxilar revestida, vendida num kit que inclui a mola, a cobertura, os conectores, os pinos esféricos e a cola (Fig. 48 e 49). Não há distinção entre esquerda e direita.[5]

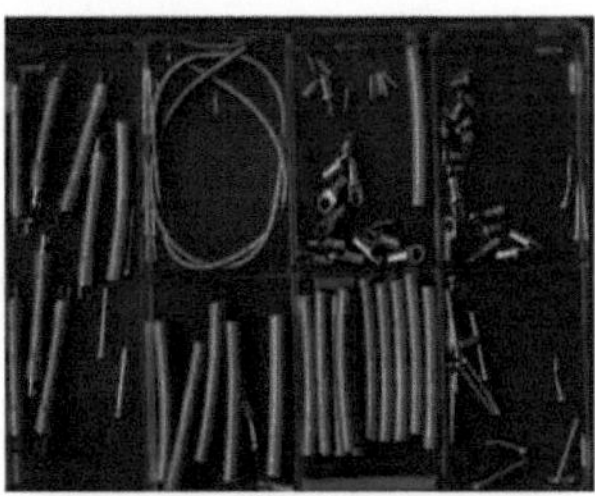

Fig. 48

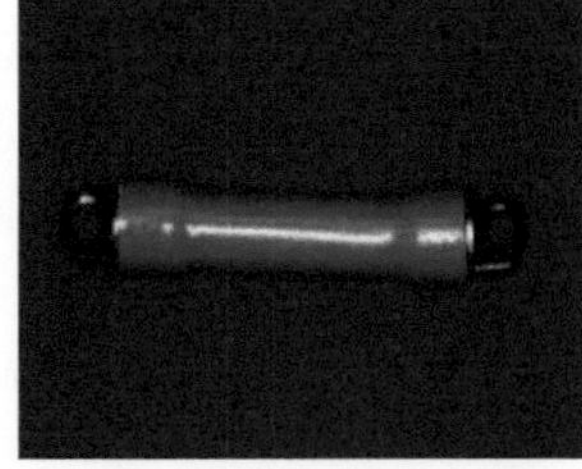

Fig. 49

A cobertura pode ser de cores diferentes, tornando-a mais atractiva para os pacientes. O ortodontista constrói o aparelho, cortando a mola no comprimento desejado. Quando ocorre uma fratura, apenas é necessário substituir os componentes individuais. Tem o inconveniente de ser grosso após a aplicação da cobertura.

3. PROGRAMADOR FLEX (FD)

O Flex Developer (LPI Ormco, Pittermann GesmbH, Maria Anzbach) foi introduzido pela Winsauer e é fornecido como um kit a ser montado pelo médico (Fig. 50).

O módulo de força é uma mini-hélice elástica feita de poliamida, enquanto os componentes adicionais incluem um módulo de gancho anterior, um módulo de fixação posterior, um arco de bypass auxiliar pré-formado, um mini-disco de fixação e um pino esférico. O módulo de bloqueio anterior é rebloqueável, permitindo assim uma fácil inserção e remoção.

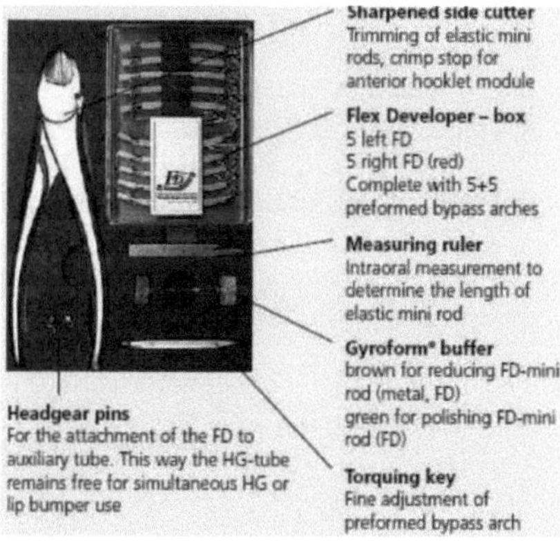

Fig. 50

O aparelho é usado em combinação com aparelhos multibanda completos e é fixado aos tubos do aparelho extrabucal das bandas dos primeiros molares superiores e ao arco de bypass mandibular.

O comprimento do arco de bypass é determinado medindo a distância entre a borda distal do tubo do molar mandibular e a borda posterior do braquete do canino mandibular, adicionando 5 mm. A extremidade distal do arco de bypass é inserida no tubo do arco da banda do primeiro molar inferior, enquanto a sua extremidade mesial é colocada entre os brackets do pré-molar e do canino (Fig. 51).

O comprimento da mini-hélice elástica é determinado através da medição da distância entre a entrada do tubo do arnês maxilar e a extremidade labial do arco de derivação, utilizando um medidor especialmente concebido para o efeito. O FD aplica uma força contínua de 50-1000 g entre a maxila e a mandíbula, que é derivada da mini-hélice elástica. A força fornecida pelo FD pode ser ajustada diminuindo o diâmetro do mini-rodo, enquanto o seu comprimento também pode ser reduzido para permitir o ajuste correto do aparelho.

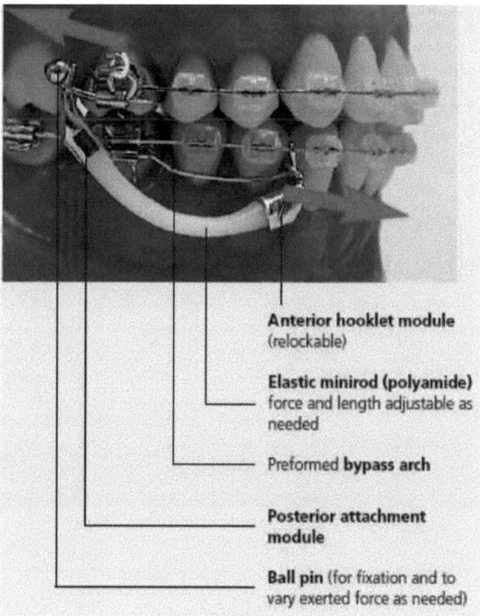

Fig. 51

Depois de efectuados os preparativos necessários, tais como o ajuste do comprimento, assegurando que o módulo de fixação posterior e o gancho anterior estão paralelos, e a colocação do pino esférico no tubo do arnês a partir da distal, o doente projecta a mandíbula na posição pretendida e o hooldet anterior é fixado no arco de bypass. Para reativar o FD, o pino esférico pode ser encurtado para mesial ou o arco de bypass pode ser encurtado para distal, empurrando para trás o arco deslizante e dobrando a sua extremidade para cima. Em alternativa, a secção deslizante do arco pode ser encurtada adicionando uma bola de acrílico na sua extremidade mesial. Podem também ser utilizados protectores labiais, arcos de cabeça ou arcos de cabeça invertidos em combinação com o FD.

2. OS ROLOS DE TORÇÃO AMORICOS [5]

Introduzido pelo Dr. Amoric M. em 1994.[5] Este aparelho é constituído por duas molas, uma das quais desliza dentro da outra (Fig. 52). São molas intermaxilares sem cobertura e possuem um sistema de aplicação simplificado de anéis nas extremidades. Estes anéis são fixados nas arcadas superior e inferior com ligaduras duplas. São comercializadas num único tamanho e são bilaterais. Não é, portanto, necessário um grande stock de material. A força exercida pelo aparelho é variável de acordo com os pontos de fixação na arcada.

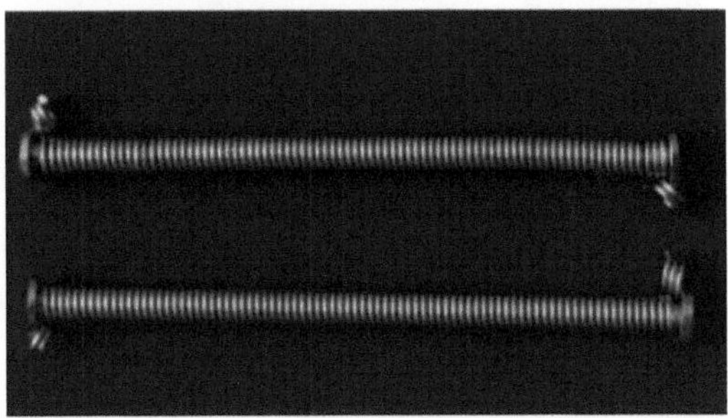

Fig. 52. A bobina de torção amorica

3. O CORRECTOR DE MORDIDA AJUSTÁVEL [19]

O Adjustable Bite Corretor (ABC)[19] introduzido por West (1995), funciona de forma semelhante ao Herbst e Jasper Jumper, mas incorpora várias caraterísticas úteis que não se encontram nos outros.

Universal direito e esquerdo

A mola de bobina fechada extensível e a tampa da extremidade roscada interna do ABC permitem que as peças rodem livremente como uma porca num parafuso. A força axial ou de "empurrão" é gerada por um comprimento de fio de níquel-titânio no lúmen central da mola. O ABC pode ser utilizado em ambos os lados da boca com uma simples rotação de 180° da tampa da extremidade inferior para mudar a sua orientação (Fig. 53).

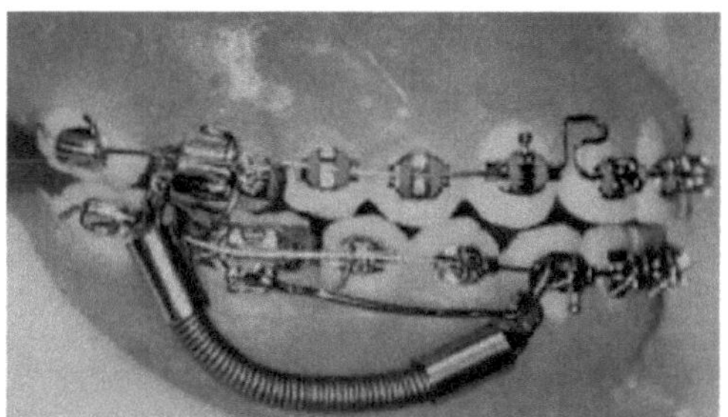

Fig. 53. Corretor de mordida ajustável

Desde que o ABC seja aberto, pelo menos, meia volta antes da colocação, o dispositivo irá sempre rodar para longe da oclusão durante a função. Se não se lembrar deste ponto, o doente pode ter dificuldade em fechar a boca sem morder a mola.

Comprimento e força ajustáveis

Um calibre de medição ABC especial torna a seleção do tamanho simples. Depois de o paciente se ter posicionado para a frente num perfil melhorado com sobremordida e sobressaliência ideais, a ponta do medidor é colocada na abertura mesial do tubo do aparelho extrabucal. O tamanho é então lido num ponto cerca de 3 mm abaixo do contacto entre o canino inferior e o primeiro pré-molar. A utilização do tamanho correto do aparelho assegura uma aplicação óptima da força.

Se a medida estiver entre tamanhos, retire uma tampa da extremidade e troque o fio de níquel titânio por um de comprimento correto, cortado a partir do fio extra fornecido no kit. Volte a colocar a tampa da extremidade e adicione o comprimento desaparafusando cada extremidade para igualar a quantidade de mola nas tampas das extremidades.

O ABC pode ser alongado até 4 mm, ou seja, duas voltas e meia em cada extremidade. Se for excedido, a mola pode sair da tampa da extremidade quando o doente abre a boca e puxa a mola.

A funcionalidade ajustável pode ser utilizada para o tratamento de problemas assimétricos ou deslocações da linha média, para alterar a ancoragem à medida que o tratamento progride ou sempre que o médico pretenda variar a força de um lado para o outro.

Mola extensível

A mola de bobina fechada, fabricada em aço inoxidável de 0,018", pode ser esticada até cerca de 25% para além do seu comprimento original sem deformação permanente. Isto permite uma maior amplitude de abertura sem risco de partir o aparelho ou de alterar acidentalmente o seu comprimento.

Peças de fixação

Os clipes molares especiais permitem a fácil remoção e substituição da peça final no tubo do aparelho extrabucal do molar superior, para rápida reparação ou ajuste durante o tratamento. Outras peças de fixação do fio são o pino com ilhós, que alguns ortodontistas podem preferir ao clipe molar, e um fio "starter jig", com um ilhós numa extremidade suficientemente grande para fixar o jig ao gancho do molar.

Preparação ortodôntica

Um arco retangular de tamanho normal, com 10-15° de torque lingual da coroa, colocado na região dos incisivos inferiores, irá normalmente ultrapassar a tendência dos incisivos para se alargarem labialmente. O arco segmentar deve ser amarrado para trás ou dobrado distalmente para resistir à deslocação para a frente. Um arco transpalatino, seja fixo (soldado) ou removível (em bainhas linguais), pode ajudar a prevenir a expansão através dos primeiros molares superiores. A adição de torque radicular vestibular ao arco transpalatino removível também neutralizará qualquer intrusão das cúspides vestibulares.

A inclinação lingual dos incisivos superiores pode ser superada pela adição de um torque lingual na região do incisivo do arco, ou usando um arco superior de tamanho normal num braquete pré-apertado com o arco amarrado para trás.

Tratamento da dentição mista

Os doentes mais jovens com mordida aberta de Classe II e constrição maxilar são frequentemente tratados em duas fases

fases, utilizando o redireccionamento do crescimento do esqueleto para tornar a terapia mais eficaz.

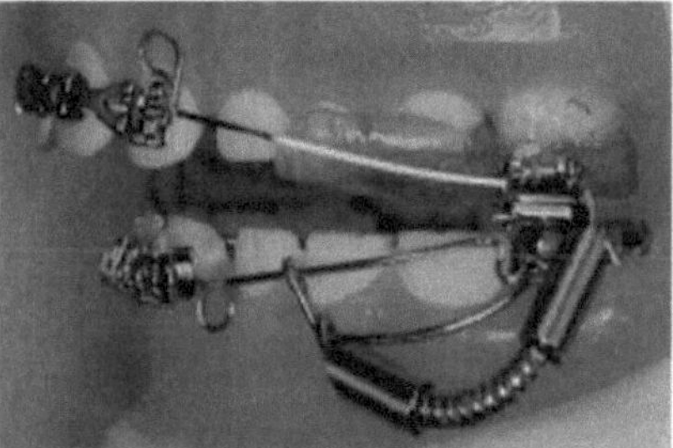

Fig. 54

O Corretor de Mordida Ajustável pode ser ligado a um expansor palatino colado, com tubos de arnês embutidos no acrílico ou como acessórios vestibulares normais nas bandas dos molares superiores (Fig. 54).

Tratamento da dentição permanente

Nesta faixa etária, o ABC actua como um aparelho extrabucal e como um substituto do bionator, inibindo o crescimento para a frente da maxila e encorajando o máximo efeito funcional e o crescimento para a frente da mandíbula. Tal como na dentição mista, a preparação ortodôntica é a chave para alcançar os resultados esqueléticos desejados.

O método mais simples de fixar o ABC ao molar inferior é através de um gabarito para um para-choque labial ou tubo de fio auxiliar no braquete molar. Um tieback ou laço de amarração no gabarito garantirá que as forças não se concentrem nos dentes anteriores inferiores se a curva distal do arco se romper.

Ancoragem selectiva

O ABC proporciona um excelente controlo de ancoragem quando colocado e ativado corretamente. Após o nivelamento e alinhamento, o fecho do espaço pode ser realizado enquanto a oclusão está a ser detalhada. A força de "empurrão" de Classe II do ABC cria uma ancoragem máxima a tempo inteiro nos molares superiores, ao mesmo tempo que traz os dentes posteriores inferiores para a frente a partir da tração no encaixe do gabarito.

Ancoragem atrasada

O tratamento de adultos muitas vezes se torna uma tentativa de camuflar um problema esquelético subjacente, melhorando o alinhamento dos dentes e reduzindo o overjet. Se o paciente não quiser usar aparelho extrabucal, o ortodontista pode usar ABCs para ancoragem, especialmente quando a extração dos pré-molares superiores é adiada até que os ABCs sejam colocados e os dentes anteriores superiores (incluindo as cúspides) estejam prontos para a retração. O fechamento do espaço pode ser rápido e não precisa ser retardado pela perda de ancoragem.

Vantagens

1. Lados direito e esquerdo universais
2. Comprimento ajustável
3. Molas extensíveis
4. Ajuste fácil das peças de fixação.

Até à data, não foram efectuados quaisquer estudos a longo prazo sobre este aparelho na literatura atual.

4. O REPARADOR DE MORDIDAS [5]

Esta é uma nova bobina de mola intermaxilar.[5] A mola é fixada e cravada no encaixe da extremidade para evitar a quebra entre a mola e o encaixe da extremidade (Fig. 55). O tubo de poliuretano encontra-se no interior da mola para evitar que esta se torne numa armadilha de alimentos. O fixador de mordida é fornecido num kit com vários tamanhos, tanto para a esquerda como para a direita. Até à data, não foram efectuados estudos a longo prazo sobre este aparelho na literatura atual.

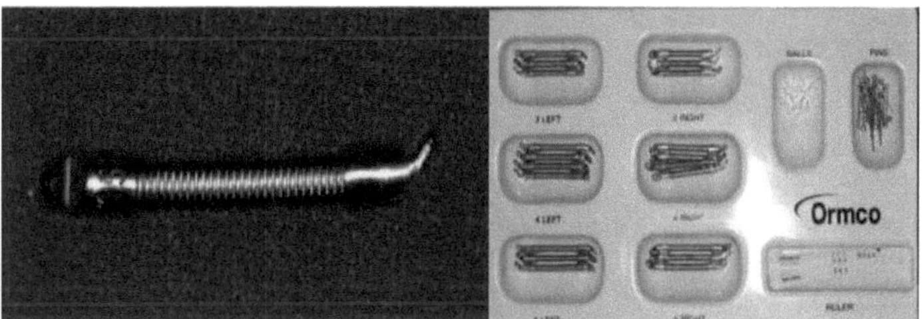

Fig. 55. Fixador de mordedura

5. O KLAPPER SUPERSPRING II

Desenvolvido pelo Dr. Lewis Klapper em 1999. O Dr. Lewis Klapper concebeu a Super spring original, que utilizava como base de fixação o tubo padrão do aparelho extrabucal no molar superior. A Super spring II é um melhoramento do desenho original.[25]

O Superspring II é um elemento de mola flexível que se fixa entre o molar superior e o canino inferior. Foi concebido para assentar no vestíbulo, tornando-o impermeável a danos oclusais e permitindo uma boa higiene. Apenas são necessários pequenos ajustes para o conforto do paciente, sem qualquer impacto nos tecidos moles (Fig. 56).

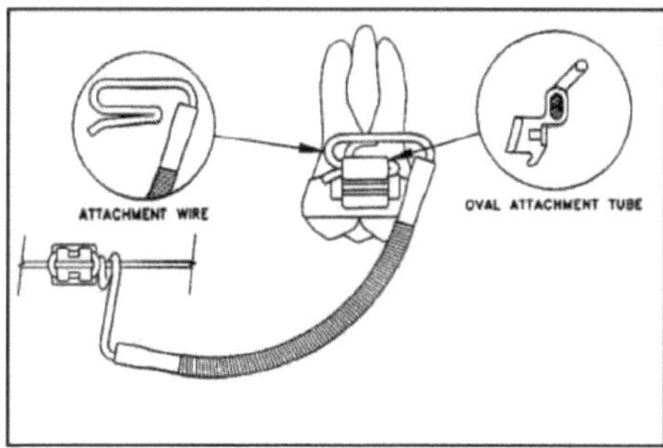

Fig. 56. Aparelho Superspring II.

O laço helicoidal aberto da mola é torcido como um gancho em J no fio mandibular. Na extremidade maxilar, um tubo oval especial serve de fixação ao primeiro molar superior; a mola pode ser fixada ao tubo com uma ligadura de aço inoxidável, tal como uma barra palatina ou um arco lingual seriam retidos numa bainha. Este tubo oval representa uma melhoria em relação ao Superspring original, que utilizava um tubo de arnês padrão. O novo tubo simplifica os ajustes, estabilizando a fixação maxilar e, portanto, a posição da mola no vestíbulo.

Nos movimentos de abertura e fecho, o encaixe helicoidal inferior articula-se com o fio mandibular num arco de cerca de 90°. A ação de articulação e a flexibilidade da mola permitem uma abertura mandibular razoavelmente completa, o que torna o aparelho adequado para utilização tanto em adultos como em crianças.

Uma vez que o comprimento da mola pode ser aumentado ou diminuído simplesmente dobrando os fios de fixação, apenas são necessários dois tamanhos pré-fabricados (com versões esquerda e direita de cada um). A mola mais comprida é recomendada para casos sem extração que tenham relações de molares "end-on" ou melhores. A mola mais curta é utilizada para casos de Classe II completa ou de extração.

O Superspring II fornece uma força distalizadora moderada e contínua com uma mecânica intrusiva simultânea numa vasta gama de movimentos mandibulares. A força ântero-posterior pode ser ajustada de cerca de 0-5 oz (com os dentes em oclusão), estendendo o fio de fixação anterior e/ou alterando o ângulo do fio de fixação posterior. Uma configuração horizontal do fio de fixação no tubo do molar superior produzirá uma força mais horizontal contra as coroas do molar superior e uma menor intrusão dos dentes anteriores da mandíbula. Inversamente, um ajuste mais vertical do fio criará mais distalização da raiz do molar maxilar e mais intrusão anterior mandibular.

Outros dispositivos auxiliares de Classe II tendem a causar intrusão do segmento anterior mandibular, seja ela desejável ou não. Uma vez que estão ligados aos molares superiores através de uma articulação esférica, dobradiça ou articulação, os seus vectores de força não podem ser ajustados

Aplicações clínicas

1. O Superspring II pode ser utilizado em toda a gama de casos de Classe II, desde padrões faciais verticais com sobremordidas pouco profundas até padrões braquifaciais com sobremordidas profundas.

2. Pode ser utilizado com aparelhos de suporte completo e é um auxiliar ideal para uma variedade de sistemas mecânicos.

3. O par de forças único e unitário aplicado pela mola contra o molar superior permite uma série de aplicações diferentes. Na dentição mista tardia, enquanto a arcada mandibular está totalmente colada para ancoragem, os molares superiores podem ser distalizados sem colagem dos dentes adjacentes. Outros auxiliares de Classe II tendem a distalizar apenas os

coroa do molar superior, deixando a raiz numa posição mesial que tem de ser corrigida mais tarde no tratamento. O Superspring II move tanto a coroa como a raiz com uma força moderada e contínua, e os dentes adjacentes seguem o molar distalmente.

3. O Superspring II provou ser excelente para os pacientes com DTM que necessitam de tratamento ortodôntico após a terapia com splint.

Vantagens da Super primavera II:

1. A fixação molar única permite o controlo da direção da força exercida no molar e no segmento anterior. Este controlo sobre a direção dos vectores de força é exclusivo da Super spring.

2. A fixação do molar também serve para estabilizar a mola contra qualquer movimento lateral indesejável.

3. Não é necessário um inventário elaborado.
4. Os ajustes são rápidos e fáceis.
5. Os brackets dos pré-molares não precisam de ser removidos.
6. Não são necessários procedimentos laboratoriais intensivos.

8. A CAMISOLA DE CHURROS [23]

O Churro Jumper[23] fornece aos ortodontistas uma forma eficaz e económica de sistema de forças alternativo para a correção antero-posterior das más oclusões de Classe II e Classe III. O Dr. Castañon aceitou o desafio de melhorar o MPA introduzido por Coelho. O aparelho resultante é facilmente fabricado com materiais comumente encontrados em consultórios ortodônticos e não requer nenhuma construção em laboratório. O nome foi retirado de uma torção de canela mexicana.

Embora o Churro Jumper tenha sido concebido como uma melhoria do MPA, ele funciona mais como o Jasper Jumper. No modo Classe II, cada saltador é fixado aos molares superiores por um pino que passa primeiro por um círculo na extremidade distal do saltador e depois pela extremidade distal do tubo do arnês. É fixado dobrando o pino para baixo na extremidade mesial do tubo (Fig. 57).

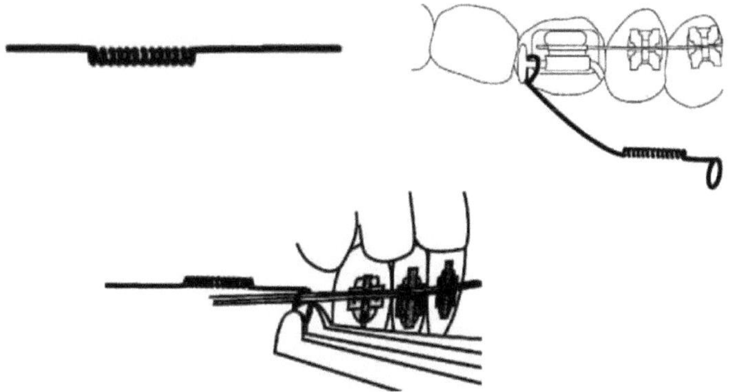

Fig. 57

A extremidade mesial do Churro Jumper é um círculo aberto que é colocado sobre o arco mandibular, contra o braquete do canino, e apertado com um alicate How. Na sua forma passiva, o Churro Jumper não é flexionado. No entanto, quando o pino é puxado para a frente o suficiente para fazer com que o Churro Jumper se incline para fora em direção à bochecha, o aparelho começa a exercer uma força distal e intrusiva contra o molar superior e uma força para a frente e intrusiva contra os incisivos inferiores, à medida que tenta endireitar.

Quando utilizado como corretor de Classe II, o Churro exerce uma força posterior na arcada maxilar e uma força anterior na arcada mandibular, tal como o Jasper Jumper (Fig. 58).

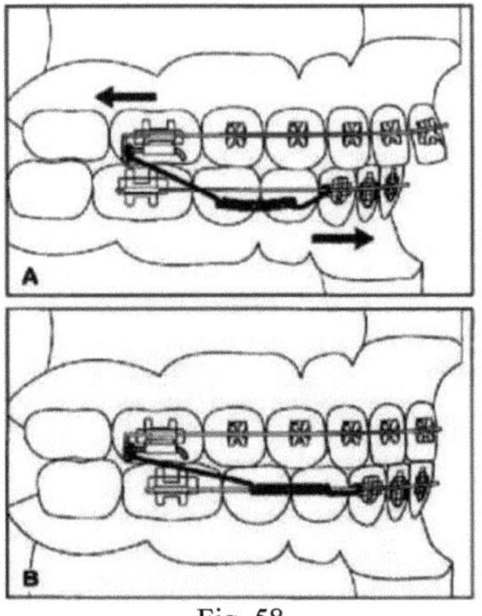

Fig. 58

Construção do Saltitão de Churros

O Saltitão de Churros pode ser fabricado de várias maneiras, desde que se forme uma série de 15-20 círculos simétricos e bem colocados num fio. O tamanho do fio pode ser de .028" a .032". O fio de .030" provou ser o mais adaptável e útil de todos os tamanhos experimentados.

A bobina pode ser formada à mão livre com um alicate de bico de pássaro, mas esta é uma tarefa lenta e trabalhosa que resulta frequentemente em círculos assimétricos. Pode fazer-se uma torre com um cabo de madeira, um prego com cabeça e um prego sem cabeça que se aproxime da espessura de um fio de 0,040" ou 0,045" e que sirva de fuso à volta do qual se podem formar os círculos.

Outra forma eficaz de fazer bobinas simétricas é segurar o fuso de .040" ou .045" num torno de mesa e enrolar o fio à volta dele.

Quando o fio de Churro tiver 15-20 círculos e as extremidades estiverem do mesmo lado e no mesmo plano, o aparelho é retirado da haste metálica e podem ser formados novos fios até que uma coleção esteja disponível para ser completada.

Uma pequena seringa de plástico descartável é preenchida com um material de impressão de polivinil misto que é injetado no lúmen do jumper. Isto enche o aparelho com um material que não restringe a sua flexibilidade, mas impede que as espirais se abram e prendam a língua e as bochechas durante o seu funcionamento.

O saltador de churros como força de classe II

Uma vez que o Churro Jumper requer ancoragem recíproca, um arco mandibular apropriado é crítico para o seu sucesso em casos de Classe II. Geralmente, o maior arco possível é o melhor a ser usado.

É importante que as extremidades do arco mandibular sejam recozidas e viradas para baixo distal aos molares terminais para atuar como amarras que limitarão o alargamento dos incisivos mandibulares. O tamanho e o tipo de fio maxilar não são críticos; podem ser selecionados apenas tendo em conta as necessidades maxilares específicas do caso. Este fio pode ser atado para trás ou não, dependendo se se pretende um movimento em massa ou uma deslocação selecionada dos molares.

Como o Churro precisa de espaço para deslizar no fio mandibular, pelo menos os braquetes do primeiro pré-molar devem ser omitidos. Normalmente é vantajoso colocar um offset vestibular no fio, logo distal ao braquete do canino, para que o saltador também tenha espaço vestibular, o que permite um deslizamento sem restrições ao longo do fio.

O comprimento do saltador é determinado pela distância entre a distal do suporte do canino mandibular e a mesial do tubo do arnês na banda do molar superior, mais 1012 mm. Esta medida é transferida para o Churro Jumper, com a bobina mais próxima do suporte do canino do que do tubo do arnês. Em seguida, forma-se um círculo em cada marca de terminação do fio Churro, de modo a que as bobinas do Saltitão fiquem encostadas à bochecha e os círculos terminais fiquem virados para os dentes. O círculo maxilar é completamente fechado, mas o círculo mandibular é apenas parcialmente fechado para permitir a sua colocação sobre o fio mandibular e subsequente fecho.

Utiliza-se uma cavilha feita de arame recozido de .036" para fixar o círculo maxilar através da distal do tubo do arnês. O pino maxilar é puxado mesialmente através do tubo do arnês até que o saltador tenha uma ligeira curvatura vestibular, sendo depois virado para baixo (Fig. 59).

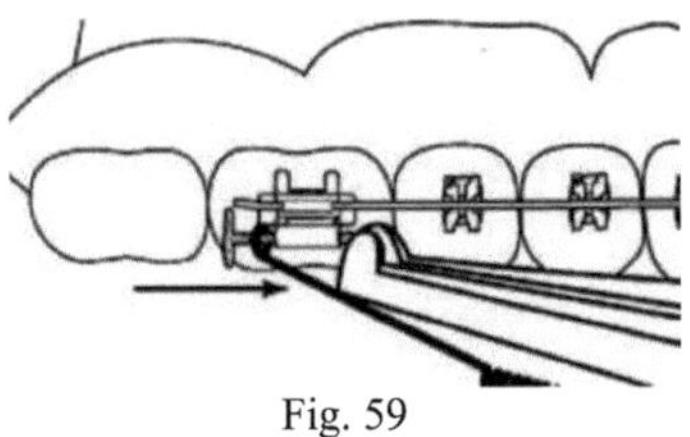

Fig. 59

Inicialmente, o pino não é apertado firmemente contra o tubo, o que melhora o conforto do paciente e permite espaço para ajustes posteriores. Nas consultas seguintes, à medida que os dentes se movem e se ajustam às forças do Churro Jumper, o pino do arnês é puxado para a frente para o reativar.

O círculo mandibular é colocado sobre o fio mandibular contra o braquete canino. A força do Churro é tão leve que os braquetes caninos raramente são quebrados.

O Churro Jumper geralmente não requer mais do que quatro a seis meses para corrigir uma má oclusão de Classe II, mas para o seguro, deve ser deixado no lugar até que os pré-molares apresentem uma oclusão firme de Classe I. Vários autores defendem que uma oclusão firme de dentes com cúspides acentuadas é o servomecanismo responsável pela estabilidade oclusal.

Ao contrário de alguns aparelhos de Classe II, o Churro Jumper pode ser utilizado unilateralmente, o que o torna ideal para corrigir uma má oclusão de subdivisão de Classe II. É mais confortável e mais fácil para o paciente adaptar-se a uma força aplicada unilateralmente do que a uma força aplicada bilateralmente. O Churro unilateral permite uma maior abertura da boca e uma maior amplitude de movimento mandibular do que um aparelho bilateral.

O Churro Jumper bilateral de Classe II é mais adequado para pacientes que necessitam de avanço dos incisivos inferiores, uma vez que o aparelho depende de uma força mandibular dirigida mesialmente que normalmente desloca os incisivos inferiores mais anteriormente. Portanto, o Churro Jumper é uma má escolha para tratar uma má oclusão de Classe II bimaxilar onde os incisivos mandibulares já estão muito para frente na face, mas é uma boa escolha para tratar uma má oclusão de Classe II com incisivos mandibulares que estão muito linguais.

A ancoragem é melhorada pelo Churro Jumper através dos seus vectores de força primários, que empurram contra a mesial do molar superior e a distal do canino mandibular. Estas forças impedem que o molar maxilar avance para o espaço de extração, limitando simultaneamente o movimento distal do canino mandibular. Utilizando arcadas seccionais, o molar inferior pode ser movido mesialmente para corrigir a má oclusão molar, enquanto o canino superior é movido distalmente para efetuar uma relação de canino de Classe I.

O saltador de churros como força de classe III

O Churro Jumper, ao contrário de muitos outros aparelhos de Classe II, pode ser adaptado para fornecer uma força bem desenhada para a correção das más oclusões de Classe III. Na versão de Classe III, os círculos terminais são colocados contra a mesial do tubo do molar inferior e a distal do braquete do canino superior. Normalmente, a distância entre o canino superior e os braquetes do primeiro pré-molar é suficiente para permitir que o saltador abra adequadamente e deslize facilmente. No entanto, se existir alguma restrição, o bracket do pré-molar pode ser removido.

O Churro Jumper pode melhorar a eficácia da terapia ortodôntica em pacientes da Classe III que se recusam a usar elásticos da Classe III.

Desvantagens do Churro Jumper.

O Churro Jumper tem vários inconvenientes que, por vezes, limitam a sua utilidade:

1. A restrição da abertura da boca a 30-40 mm é intolerável para alguns doentes.
2. A quebra do arco é comum se não forem utilizados fios maiores.
3. Pacientes com baixa tolerância ao desconforto muitas vezes quebram o aparelho (assim como o espírito do ortodontista).
4. Os doentes que mexem incessantemente a boca com a mastigação, a fala e os tiques nervosos não se darão bem com ele.
5. A sua eficácia máxima depende de uma dentição permanente para manter o seu efeito.
6. Atualmente, deve ser fabricado no escritório.

Vantagens do Churro Jumper.

1. É uma força constante e infatigável que não pode ser retirada da boca. Pode ser utilizado unilateralmente ou bilateralmente.
2. Pode ser utilizado para corrigir más oclusões de Classe II ou Classe III.
3. Ajuda a manter a ancoragem, uma vez que evita que os molares maxilares e os incisivos mandibulares se desloquem para os locais de extração.
4. O custo de construção dos materiais e da mão de obra é menor.
5. Pode ser fabricado à medida das necessidades, a partir de materiais já existentes na maioria dos consultórios de ortodontia, e não requer um inventário dispendioso.
6. O seu tamanho é universal e pode ser adaptado a qualquer má oclusão.
7. Quando se parte, é fácil e económico removê-la e substituí-la.
8. Os membros do pessoal podem aprender rapidamente a substituir um aparelho.

Enquanto a maioria das terapias requer um investimento de centenas ou mesmo milhares de dólares, o Churro pode ser fabricado com um mínimo de tempo, esforço, experiência e despesas. Nenhum aparelho é universalmente aplicável, mas se os clínicos estiverem dispostos a passar por uma curva de aprendizagem, o Churro Jumper pode fornecer-lhes um aparelho potente e versátil para corrigir uma variedade de más oclusões.

9. MOLA PLANA DE NITINOL FORSUS [107]

Design de electrodomésticos

A mola plana de níquel titânio liga-se às bandas dos molares superiores com um conjunto de pino e laço que desliza para dentro do tubo do arnês a partir da distal e é apertado na mesial.[107]

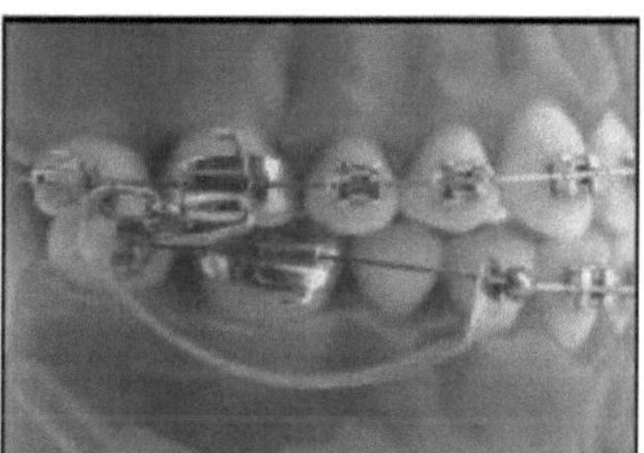

Fig. 60

Este conjunto, chamado "Link 'n' Loop", tem dois objectivos: evita que o pino caia durante a inserção e permite que o paciente abra mais. A outra extremidade da mola conecta-se ao arco principal mandibular ou a um arco auxiliar de bypass. Se for ligada diretamente ao arco principal, é colocada uma dobra em baioneta distal aos caninos para atuar como um batente para a frente e para proporcionar espaço para a mola passar os pré-molares à medida que desliza ao longo do arco. Se os braquetes do primeiro e segundo pré-molares inferiores já estiverem colocados, eles devem ser removidos para dar à mola o maior espaço possível para deslizar e, assim, permitir que a boca se abra mais (Fig. 60).

Alternativamente, a mola pode ser fixada a um fio seccional auxiliar que se prende ao arco principal na região do canino e passa distalmente através do tubo auxiliar do primeiro molar, permitindo que os braquetes pré-molares permaneçam nos dentes. Com qualquer um dos tipos de fixação, o arco mandibular deve estar quase no tamanho normal e ser cintado ou amarrado firmemente para evitar que o incisivo mandibular se alargue.

O fio maxilar não deve ser apertado ou atado para trás, a não ser que se pretenda um efeito ortopédico máximo.

A mola plana Forsus foi concebida para fornecer 225-250g de força quando é comprimida 5mm para a ativação inicial. Devido ao facto de ser feita de níquel titânio, fornece um nível consistente de força desde a inserção até à remoção. No entanto, se for necessária uma reativação, a colocação de um batente crimpável no fio à frente da mola adiciona cerca de 1,5 mm de compressão. Para correcções da linha média, o aparelho pode ser ativado unilateralmente.

APARELHOS HÍBRIDOS

1. A FONTE EUREKA [21]

Conceção do aparelho

Devincenzo (1997) descreveu a Eureka Spring, que é um sistema fixo de aplicação de força intermaxilar.[21] O componente principal da mola Eureka é uma mola helicoidal de enrolamento aberto envolta num conjunto de êmbolo. O êmbolo é feito de um aço inoxidável especial endurecido por trabalho que foi maquinado com precisão com três raios diferentes. Na extremidade de fixação, o êmbolo tem um grampo de anel fechado ou aberto que se fixa diretamente ao fio de arco.

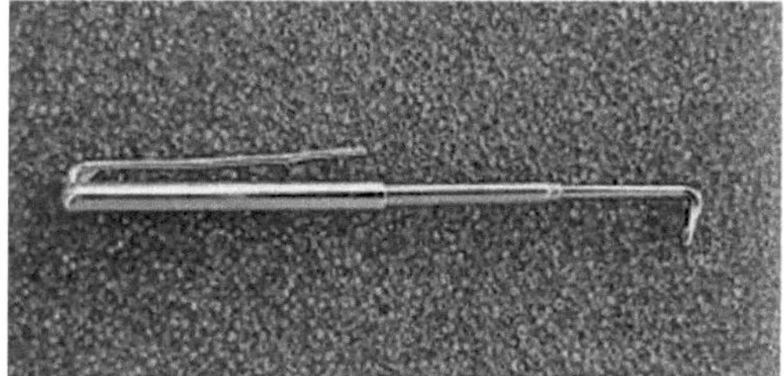

Fig. 61

O êmbolo tem uma tolerância de 0,002" dentro do cilindro. Uma ação telescópica tripla permite que a boca se abra até 60 mm antes de o êmbolo ser desengatado. Se isso acontecer, o sistema pode ser facilmente remontado pelo doente (Fig. 61).

O conjunto do cilindro está ligado a um tubo molar com um fio de .032" que foi recozido na extremidade anterior. Uma esfera sólida de .036" na extremidade posterior actua como uma junta universal, permitindo movimentos laterais e verticais do cilindro.

Como a mola Eureka é sensível à técnica, as instruções que a acompanham devem ser seguidas à risca. A técnica pode ser dominada num curto espaço de tempo e pode depois ser facilmente ensinada aos auxiliares.

Vantagens

Devincenzo enumerou as vantagens do Eureka Spring em relação a outros aparelhos interarch.

1. <u>Capacidade de funcionar sem a necessidade de cooperação do paciente</u>. A cooperação é essencial com os elásticos de Classe II, e alguma cooperação é necessária com as molas Saif e Sentalloy, uma vez que o paciente deve lembrar-se de evitar a quebra, não abrindo muito a boca. Cooperação mínima é necessária com a mola Eureka, Jasper Jumper, e Herbst fixo.

2. <u>Aceitação estética pelos pacientes</u>. A mola Eureka, devido ao seu pequeno

tamanho e à ausência de protuberâncias no vestíbulo bucal, é quase invisível.

3. Resistência à rutura. Este fator é fundamental tanto para os doentes como para os médicos. A mola Eureka produz forças de apenas 140-170g nos pontos de fixação, reduzindo a possibilidade de quebra. Nunca funciona em qualquer outro modo que não seja a compressão direta, que é distribuída uniformemente ao longo de todo o comprimento da mola. Normalmente, o movimento ondulatório desenvolver-se-ia no interior da mola à medida que a compressão aumentasse, mas é impedido pelo eixo guia no interior e pelo cilindro no exterior. Estes factores, juntamente com a utilização de material de baixa fadiga, produziram uma vida útil da mola de três a seis meses.

4. Evitar a irritação dos tecidos. O impacto nos tecidos pode anular a utilidade de um aparelho que, de outra forma, seria eficaz. O Eureka Spring, Jasper Jumper e Herbst fixo causam alguma irritação tecidual. Os elásticos de Classe II não produzem irritação, e as molas Saif e Sentalloy causam apenas uma irritação mínima.

5. Capacidade de produzir movimentos rápidos. A Eureka Spring continua a funcionar mesmo quando a boca está aberta até 20 mm, como durante o sono, ou quando a mandíbula é empurrada para a frente até 10 mm, numa tentativa de minimizar a força. O Jasper Jumper não aplica qualquer força nestas duas posições. Para além disso, a quebra frequente do Jasper Jumper e da Saif Spring resulta numa vasta gama de taxas de correção.

6. Promoção de uma boa higiene oral. Os elásticos de Classe II são mais higiénicos do que qualquer outro sistema de aplicação de força interarcos. É difícil limpar a área de fixação do Eureka Spring, ao redor do canino, porque muitos fios podem estar concentrados lá.

O resto do aparelho não apresenta preocupações higiénicas invulgares.

7. Aceitação funcional pelos pacientes. A aceitabilidade da mola Eureka é promovida pela sua miniaturização e funcionamento sem preocupações, bem como pelo seu movimento rápido, que é notado até pelos doentes.

8. Facilidade de instalação. Embora nada seja tão fácil de instalar como os elásticos de Classe II ou as molas Sentalloy, a mola Eureka não fica muito atrás. Não são necessários fios de arco auxiliares ou impressões extra para fabrico em laboratório. A versão crimpável, embora mais propensa a se soltar do arco, pode ser inserida em menos de um minuto e removida em metade desse tempo, sem ter que remover o arco.

9. Baixo custo. O Eureka Spring tem um custo semelhante ao do Jasper Jumper, mas é menos dispendioso do que o aparelho fixo Herbst.

10. Necessidade de um inventário mínimo. Uma desvantagem de ambos Jasper Jumpers e elásticos Classe II é a necessidade de um grande inventário de tamanhos. Além disso, a seleção do tamanho apropriado requer tempo extra. A mola Eureka vem em apenas dois tamanhos - um para casos de extração e outro para casos sem extração - e os lados esquerdo e direito são intercambiáveis.

11. Direção óptima da força. Através da compressão da bobina, a mola Eureka fornece uma força de impulso contra os dentes anteriores e posteriores da mandíbula - em contraste com os elásticos de Classe II e as molas Saif e Sentalloy, que fornecem uma força de tração entre os dentes anteriores e posteriores da mandíbula. Elásticos, molas Saif e molas Sentalloy tendem a extrudir os molares mandibulares e os dentes anteriores maxilares, encorajando uma rotação mandibular indesejável para baixo e para trás. Em contrapartida, as molas Eureka Spring, Jasper Jumper e Herbst fixas tendem a intruir os molares superiores e os incisivos inferiores, desencorajando essa rotação. No entanto, quando um fio auxiliar é utilizado para permitir uma

maior amplitude de abertura mandibular, como no caso do Jasper Jumper, o vetor de força tem um componente vertical maior, o que poderia causar movimentos dentários indesejáveis. A mola Eureka proporciona uma força interarcos quase horizontal com um componente vertical mínimo.

Indicações

1. Maloclusões de classe II dentária.
2. Mordida profunda com incisivos mandibulares retroinclinados.

Contra-indicações

1. Má oclusão de classe III com mordida aberta anterior.
2. Incisivos inferiores procumbentes.
3. Sobremordidas vestibulares profundas ou mordidas cruzadas posteriores.
4. Musculatura bucal extremamente apertada.
5. Espaço vestibular vestibular mínimo.

2. MOLA UNIVERSAL SABBAGH (SUS)[102]

O Sabbagh Universal Spring (Dentaurum Inc., Ispringen, Alemanha) é um outro aparelho híbrido que consiste num elemento telescópico SUS, um U-loop anteriormente e uma haste telescópica com um U-loop posicionado posteriormente. A unidade telescópica é constituída por uma mola interna sobre um tubo interno, um tubo guia e um tubo telescópico médio (Fig. 62).

O SUS é fixado ao tubo do aparelho extrabucal do molar superior e ao arco mandibular. Para encaixar o aparelho, um fecho de retenção de bola de 1 mm é colocado a partir da distal através do laço no tubo do aparelho extrabucal e é dobrado mesialmente no tubo. Após a dobragem do tubo para dentro, a haste telescópica com o laço em U é inserida no elemento telescópico SUS fixo maxilar, e o laço em U é preso ao fio de aço inoxidável inferior, que deve ter pelo menos 0,016 x 0,022", entre o primeiro pré-molar e o braquete do canino.

Sabbagh Universal Spring (SUS)

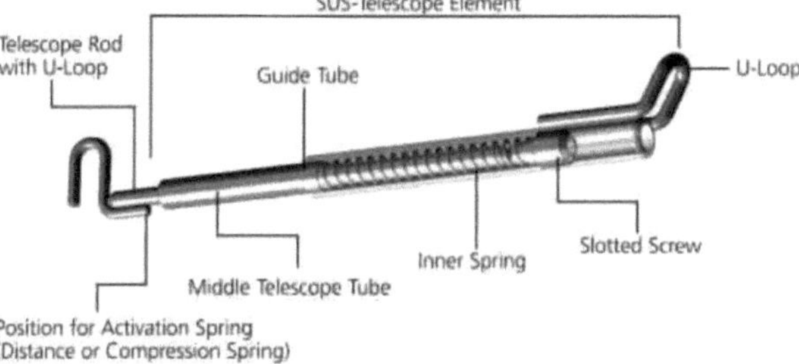

Fig. 62

O tamanho da mola pode ser ajustado *inserindo* ou desaparafusando o tubo telescópico interior ou predefinindo o comprimento do tubo interior com uma chave de ativação. Quando é necessário um efeito esquelético, a força da mola deve ser minimizada, enquanto que quando o efeito dentoalveolar é mais necessário, a força da mola deve ser maximizada. A mola pode ser activada inserindo ou desenroscando o tubo telescópico interior manualmente ou com uma chave de ativação, aumentando ou encurtando a distância distal do pino esférico no tubo do arnês, inserindo molas de ativação ou colocando o anel em U entre o incisivo mandibular e o suporte do canino.

Recentemente, os fabricantes do SUS apresentaram uma nova versão "SUS^2", alegando que, com um ajuste mínimo do SUS^2 - Sabbagh Universal Spring (efeito Herbst / ativador), é possível corrigir uma oclusão distal ou reposicionar os dentes. Com um ajuste máximo da mola é possível efetuar alterações dentoalveolares (efeito JasperJumper / substituto dos elásticos). A Mola Universal Sabbagh é extremamente versátil, por exemplo: distalização de molares, fecho de diastemas, parafunção temporomandibular, laterognatismo, ajustes oclusais ventrais.

3. DISPOSITIVO RESISTENTE À FADIGA FORSUS

O Dispositivo Resistente à Fadiga Forsus (FRD)[56] é uma mola de pressão interarcos que produz cerca de 200g de força quando totalmente comprimida (Fig. 63). Uma vez que as molas Forsus raramente são totalmente comprimidas, entretanto, elas são comparáveis em nível de força aos elásticos pesados de Classe II. Ao contrário de outros aparelhos de mola de pressão, como o Herbst, o FRD pode intruir os primeiros molares superiores e, assim, corrigir uma má oclusão de Classe II sem abrir a mordida. A extremidade distal da haste de pressão do FRD insere-se no cilindro telescópico e um gancho na extremidade mesial é cravado diretamente no fio, próximo aos braquetes dos caninos ou pré-molares. O cilindro telescópico consiste em tubos deslizantes internos e externos rodeados por uma mola helicoidal aberta. Um ilhó na extremidade distal do cilindro é conectado ao tubo do aparelho extrabucal do molar superior com um pino em L.

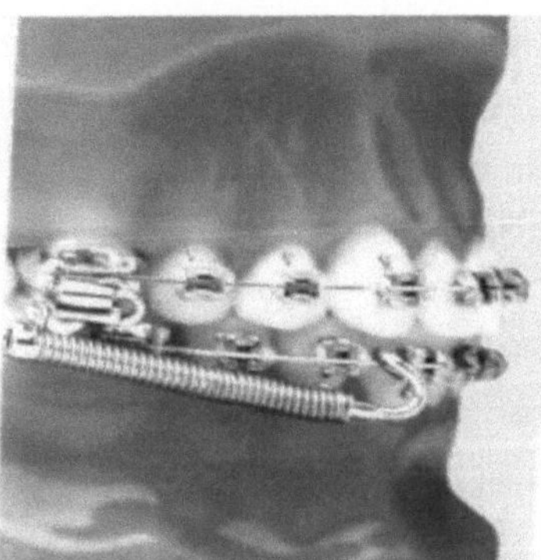

Fig 63 Dispositivo resistente à fadiga Forsus

A barra de pressão tem um batente incorporado que comprime a mola quando a boca do paciente se fecha. A força da mola é então transferida para os molares superiores, usando a arcada mandibular como unidade de ancoragem. Desde que o aparelho foi introduzido, foi adicionada uma parte recurvada à haste de impulso adjacente ao gancho crimpável. As novas peças são chamadas de hastes diretas porque permitem que o aparelho seja fixado diretamente ao arco mandibular em vez de um fio de derivação. A parte recurvada evita que a haste de impulso gire para dentro da mordida.

Instalação

O primeiro passo é inserir um pino em L no ilhó da mola telescópica, certificando-se de que a bola do pino em L está virada para vestibular. O pino em L é então enfiado através do tubo do aparelho extrabucal do molar de distal para mesial e apertado, deixando cerca de 2 mm de folga.

As barras de pressão estão disponíveis em quatro tamanhos, para além de um modelo personalizável que pode ser utilizado para pacientes com bocas extremamente pequenas ou grandes. O médico pode, assim, selecionar a haste de impulso que fornecerá o nível de força ideal, independentemente do tamanho da boca. A haste de impulso utilizada à direita pode ter um tamanho diferente da haste da esquerda, proporcionando mais flexibilidade em casos assimétricos. O kit do aparelho inclui um dispositivo de medição.

Para fornecer cerca de 200 g de força, a mola de bobina aberta deve estar quase totalmente comprimida quando a haste de impulso é inserida no cilindro e o doente fecha. Se uma haste de impulso for demasiado curta, pode desengatar-se do cilindro quando o doente abre completamente. Se for demasiado comprida, comprime totalmente a mola, o que reposiciona a mandíbula para a frente, como um aparelho funcional. Isto pode aumentar a carga no suporte canino até ao ponto de este se descolar.

Uma vez escolhido o tamanho correto, a haste de pressão é inserida na mola telescópica, e o gancho mesial é enrolado sobre o fio mandibular e cravado. Deve ser usado um fio mandibular retangular de tamanho quase completo, e deve ser apertado ou atado para limitar o alargamento dos incisivos mandibulares. Portanto, os dentes anteriores mandibulares devem ser alinhados antes de colocar as molas Forsus.

Como a mola de bobina aberta pode ser comprimida cerca de 10mm, o FRD é capaz de mover os molares superiores numa distância substancial durante um longo período de tempo. Para manter o nível de força em torno de 200g, o dispositivo pode ser facilmente reativado adicionando um batente crimpável distal ao batente incorporado na haste de impulso.

Em um caso de Classe II completa, as molas Forsus devem ser continuadas até que os incisivos estejam em uma borda. Não devem ser sobrecorrigidas para mordida cruzada, porque pode não haver recidiva subsequente suficiente para alcançar um overjet ideal. Se a relação de Classe II é uma meia cúspide ou menos, não deve ser sobrecorrigida para uma posição de Classe I, ou elásticos de Classe III podem ser necessários. Em média, o FRD corrige uma má oclusão de Classe II completa em seis meses.

O FRD Forsus pode ser usado em vez de elásticos de Classe II em casos leves e em vez de aparelhos Herbst em casos graves. As molas Forsus funcionam melhor em pacientes com perfis convexos, mas são indicadas em qualquer paciente de Classe II, exceto naqueles com mandíbulas normais e maxilas protrusivas, ou com mandíbulas protrusivas ou excessivamente grandes em relação às outras estruturas cranianas.

3. CORRECTOR DE MORDIDA TWIN FORCE

O Twin Force Bite Corretor (TFBC)[2] é um novo aparelho fixo intermaxilar com uma força constante incorporada para correção da classe II.

Design de electrodomésticos

O TFBC é um aparelho funcional intermaxilar fixo, do tipo push, com fechos de articulação do tipo ball-andsocket que permitem uma grande amplitude de movimentos e movimentos laterais da mandíbula (Fig. 64). Os dois conjuntos telescópicos de êmbolo/tubo de cada lado contêm molas helicoidais de níquel-titânio que fornecem uma força constante. A medição de vários aparelhos com um medidor de força demonstrou uma força de compressão total média de aproximadamente 210g.

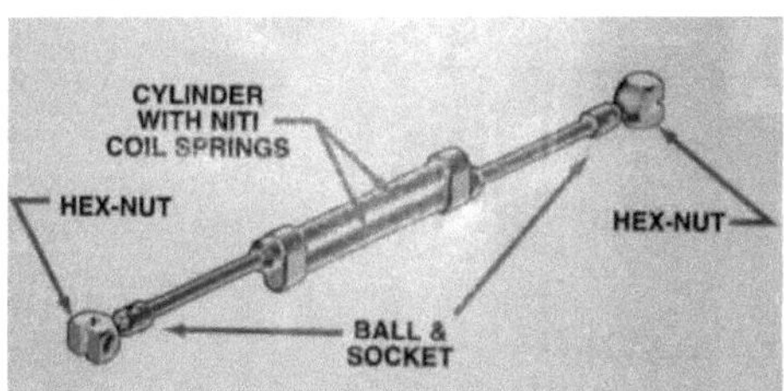

Fig. 64. Corretor de mordida Twin Force

O aparelho é preso aos arcos maxilar e mandibular por porcas hexagonais fixadas na mesial dos primeiros molares superiores e na distal dos caninos inferiores. Em compressão total, o TFBC posiciona a mandíbula do paciente para a frente, numa oclusão de borda a borda.

5. O MÓDULO DE FORÇA CALIBRADO

Era um aparelho fixo destinado a substituir os elásticos de Classe II e foi desenvolvido em 1988 pela CorMar Inc.[5] Disponível em três tamanhos, era aplicado na arcada inferior, próximo aos molares e fixado por um parafuso, e mesial ou distal às cúspides superiores, também fixadas na arcada. Sua mola helicoidal produzia uma força entre 150 e 200 gm (Fig. 65).

A mesma empresa propôs um aparelho Herbst com uma mola helicoidal externa, presa ao tubo inferior. Esse sistema gerava movimento dentário empregando força suave e contínua 24 horas por dia.

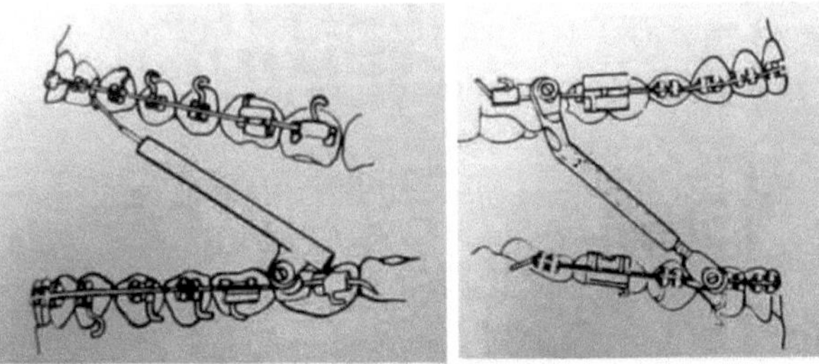

Fig. 65

APARELHOS QUE ACTUAM COMO SL 'P>STITL'TE PARA ELÁSTICOS

1. FECHOS ALPERN CLASSE II

É predominantemente aplicado na correção da Classe II e como substituto dos elásticos.[5] É constituído por um pequeno aparelho telescópico com uma mola helicoidal interior e dois ganchos para fixação (Fig. 66).

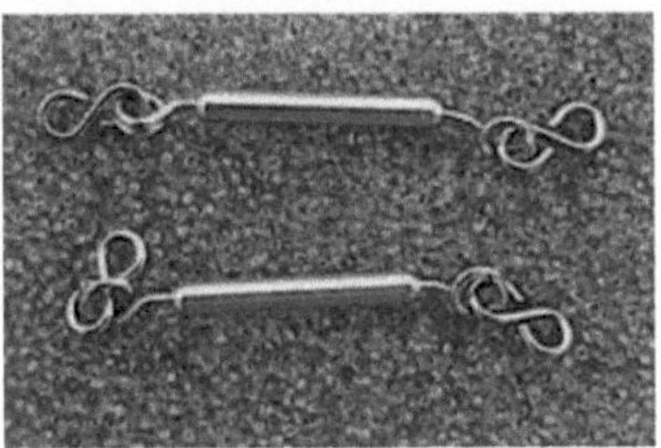

Fig. 66

Funciona da mesma forma que os elásticos e, da mesma forma, é fixado ao molar inferior e ao canino superior. Está disponível em três tamanhos diferentes. A sua ação telescópica permite uma abertura confortável da boca. As qualidades que os aparelhos funcionais devem apresentar podem ser resumidas da seguinte forma:

1. O conforto e a aceitação do doente são excelentes
2. Promovem um melhor cumprimento
3. Oferecem uma vasta gama de movimentos

4. São simples e pouco dispendiosos
5. São mais fáceis de instalar
6. São adaptáveis à classe II ou III
7. Podem ser utilizadas para posicionamento mandibular ou movimento dentoalveolar

2. A PRIMAVERA DE SAIF

O primeiro sistema de força intermaxilar clinicamente útil foi o desenvolvido por Armstrong. No final dos anos 60 e início dos anos 70, ele introduziu o Pace Spring, mais tarde denominado Multicoil Spring e, finalmente, Saif Springs (Severable Adjustable Intermaxillary Force). Estas foram inicialmente comercializadas pela Northwest Orthodontics, mais tarde pela Unitek, e atualmente pela Pacific Coast Manufacturing. Consistem em duas molas, uma dentro da outra, com laços soldados em cada extremidade (Fig. 67). Vários acessórios podem ser colocados através destes laços para fixar as molas para fornecer força de Classe II ou Classe III. Estão disponíveis em comprimentos de 7 mm e 10 mm, têm um diâmetro exterior de 3 mm e fornecem
200 a 400 gramas de força.[108]

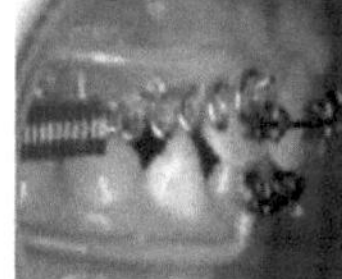 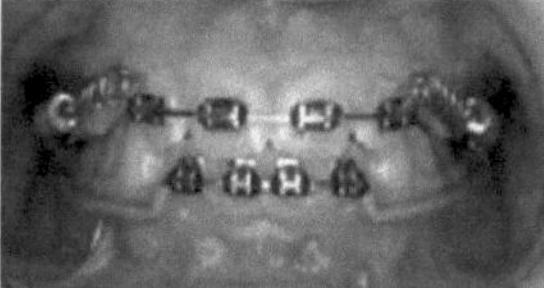 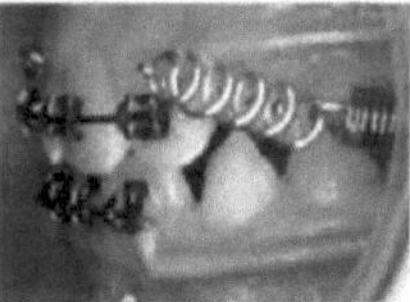

Fig 67. Molas Saif fixadas a arames de arcos de utilidade funcional

A quebra é um problema constante com estas molas de extensão. Em alguns pacientes, estas molas podem durar 3 semanas, enquanto noutros apenas se pode esperar 3 dias. São necessárias consultas frequentes. São um pouco volumosas, a higiene é um problema e é de esperar alguma limitação da abertura mandibular. As grandes forças geradas por estas molas podem explicar a correção surpreendentemente rápida observada.[49]

Starnes (1998) recomenda que, para que o tratamento seja bem sucedido, os pré-requisitos sejam os seguintes

1. Correção prévia de sobremordida profunda.
2. Estabilização de cada arcada com arcos rectangulares de grandes dimensões.
3. Direção de aplicação da força tão horizontal quanto possível.
4. Binário de resistência suficiente no aparelho.
5. Encaixe perfeito e cimentação de bandas molares.

6. Colocação correta dos ganchos para a fixação da mola.

Se o paciente for visto com frequência, aproximadamente a cada duas semanas, uma relação significativa de Classe II pode ser corrigida em um a três meses. A maioria dos pacientes aceitam as molas fixas com relutância, mas depois de se habituarem a elas, preferem-nas ao agravamento dos elásticos, especialmente depois de verem o progresso até à conclusão do tratamento.

A colocação das molas direita e esquerda demora cerca de cinco minutos.

O procedimento é o seguinte:

1. Durante o tratamento da dentição mista, enquanto estiver usando um fio de utilidade funcional, simplesmente crimpe um gancho na perna vertical anterior do fio. Com aparelhos fixos completos, faça uma dobra de compensação no fio maxilar, entre a cúspide e o incisivo lateral, onde o gancho será colocado. Isso evitará que o gancho crimpável deslize sobre o fio e abra espaços.

2. Deslocar a extremidade do ilhó da mola de modo a que esta aponte perpendicularmente à mola e possa deslizar facilmente sobre o gancho molar.

3. Fechar o gancho do molar para que o ilhó não escorregue.

4. Ativar a mola 2-3 mm e cortar o excesso da bobina principal.

5. Depois de colocar o leader sobre o gancho anterior, fechar o leader e o gancho para que não se separem.

EVOLUÇÃO RECENTE

CLIPES PARA APARELHOS FUNCIONAIS FIXOS

O aparelho Clip On Fixed Functional é uma modificação do aparelho twin-block que não requer a colaboração do paciente.[52] Este aparelho pode ser removido pelo médico dentista, mas não pelo paciente. Os blocos duplos de acrílico são fixados às bandas com os tubos linguais Wilson 3D e os seccionais 3D.

Os clip-on twin blocks podem ser usados sozinhos como um aparelho funcional para corrigir o problema de Classe II, com o aparelho fixo colocado mais tarde no tratamento. Outra alternativa é a utilização dos blocos duplos em conjunto com um aparelho fixo existente.

Construção de electrodomésticos

1. **Primeira visita**

Separam-se os dentes nos quais o aparelho será colocado: os primeiros molares superiores e os primeiros ou segundos pré-molares inferiores.

2. **Segunda visita**

1. As bandas superior e inferior são selecionadas.
2. Fixações Wilson 3D soldadas nas bandas superiores.
3. As bandas superiores são cimentadas aos molares.
4. As bandas inferiores são enviadas para o laboratório para fixação dos conjuntos 3D Wilson Lingual e Buccal Tube, que são utilizados para fixar os blocos oclusais em acrílico.

3. **Terceira visita**

1. As bandas inferiores são cimentadas aos pré-molares.

2. Os tubos linguais 3D são cobertos com cera.
3. Os encaixes de transferência 3D são inseridos nos tubos linguais 3D.

4. As impressões são efectuadas com as inserções de transferência 3D colocadas. O sistema de transferência 3D melhora o ajuste dos blocos de acrílico e reduz consideravelmente o tempo de cadeira.

5. A mordida de construção é efectuada a cerca de 75-80% da protrusão máxima. A abertura posterior da mordida deve ser de pelo menos 5 mm. Se necessário, o aparelho pode ser facilmente reativado através da adição de acrílico durante o tratamento.

6. As impressões e o registo da mordida são enviados para o laboratório para a construção dos blocos oclusais.

4. Quarta visita

1. Fixe os blocos de acrílico às bandas com os conjuntos 3D Lingual e Buccal Tube.
2. Cada bloco é inserido no tubo bucal e depois rodado para o assentar no tubo lingual.

O Tubo Lingual 3D tem uma base mais larga do que o Tubo Bucal, assegurando uma melhor fixação à banda, e um tubo duplo que acrescenta estabilidade para uma ancoragem sólida e um melhor controlo da rotação, torque e ponta. O tubo duplo também fornece segurança de bloqueio de fricção para o fio, minimizando a folga e eliminando a necessidade do bloqueio de extensão que seria necessário com um único tubo lingual. Os tubos duplos estão alinhados um com o outro e não são contornados no dente, permitindo assim uma fácil inserção dos pilares twin-block.

Os desenhos anteriores utilizavam um arco lingual entre os primeiros pré-molares inferiores para estabilizar a dentição mandibular e evitar a expansão. A arcada lingual não é necessária, no entanto, se um aparelho fixo inferior for colocado logo após o aparelho fixo-funcional.

Vantagens

1. É usado a tempo inteiro, independentemente da cooperação do doente.
2. Pode ser totalmente integrado em qualquer sistema de aparelhos fixos, reduzindo assim o tempo de tratamento.
3. Pode ser utilizado assimetricamente para correcções da linha média.

4. O aparelho fixo-funcional clip-on permite um movimento confortável da mandíbula e, como as duas metades não estão unidas, não há forças de alavanca exercidas nos pontos de ligação.

Desvantagens

1. Os blocos duplos não devem ser usados por pacientes que praticam desportos de contacto.
2. A higiene oral é um pouco difícil na zona lingual inferior.

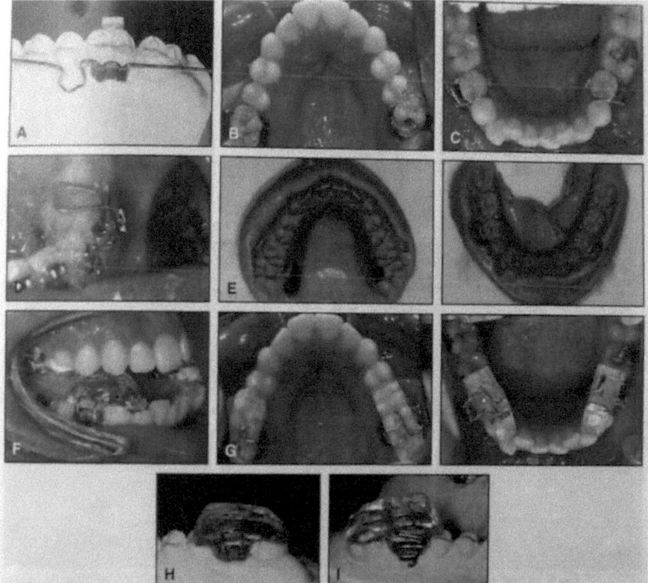

Fig. 1 A. Upper band with welded 3D Wilson attachment. 3D sectional arch is inserted into friction lock and then bent into occlusal block. B. Upper first molar bands with 3D Wilson attachments. C. Lower second premolar bands with 3D Wilson Lingual and Buccal Tube attachments. D. 3D Transfer Insert in Lingual Tube. E. Impressions taken with 3D Transfer Inserts in place. F. Occlusal blocks attached to 3D Buccal Tubes. G. Twin blocks seated into 3D Lingual Tubes. H. Occlusal block with 3D Lingual Tube attachment. I. Occlusal block with 3D Buccal Tube attachment.

Conclusão

A necessidade de colaboração do paciente na obtenção da correção da classe II é frequentemente o fator mais limitante na determinação da duração do tratamento e da qualidade dos resultados obtidos. Os aparelhos funcionais fixos têm como objetivo eliminar alguns destes factores variáveis determinados pelo paciente.

Os aparelhos funcionais fixos destinados à correção da classe II exercem uma força protrusiva sobre a mandíbula, cuja quantidade depende da rigidez do aparelho e da extensão do retrognatismo. Apesar de todos estes aparelhos poderem produzir efeitos permanentes sem a colaboração especial do paciente, verificou-se que os aparelhos funcionais fixos flexíveis conseguem principalmente a correção dentoalveolar, enquanto os aparelhos funcionais fixos rígidos demonstraram ter efeitos esqueléticos mais extensos, principalmente devido à estimulação da remodelação óssea adaptativa na articulação temporomandibular.

A vantagem mais importante dos aparelhos funcionais fixos em relação aos aparelhos removíveis é o facto de serem usados a tempo inteiro, independentemente da cooperação do paciente. Além disso, pode ser totalmente integrado em qualquer sistema de aparelhos fixos, reduzindo assim o tempo de tratamento, e pode ser utilizado assimetricamente para correcções da linha média.

Atualmente, o médico dispõe de uma variedade de aparelhos funcionais fixos entre os quais pode escolher. À medida que mais e mais aparelhos novos são introduzidos, cada um alegando vantagens sobre o outro, o clínico se depara com uma infinidade de aparelhos. A escolha do aparelho deve ser baseada no diagnóstico correto dos diferentes aspectos da má oclusão. O clínico deve familiarizar-se com as funções e usos de cada um e determinar o melhor aparelho a ser utilizado em cada aplicação clínica. Os clínicos também devem estar cientes dos efeitos desses aparelhos nas estruturas dentofaciais ao formularem um plano de tratamento para cada paciente individual. Finalmente, não é o aparelho, mas o homem por trás do aparelho que faz a diferença entre o sucesso e o fracasso.

Estudos comparativos

Xi Du et al (2002)[109] compararam os efeitos do Headgear-Herbst e do avanço mandibular passo a passo versus o aparelho convencional de Herbst para o salto máximo da mandíbula. Eles concluíram que o tratamento com Headgear-Herbst e avanço mandibular passo a passo parece resultar em um efeito maior na mandíbula sagital dos tecidos retrodiscais e a formação óssea da fossa glenoide ocorre a uma distância da fixação do tecido mole.

Mc Namara et al (1990)110 realizaram um estudo comparativo dos aparelhos Herbst e Frankel (FR-2) no tratamento da má oclusão de Classe II. Os resultados desse estudo indicaram que ambos os aparelhos influenciaram o crescimento do complexo craniofacial. Mudanças esqueléticas significativas foram observadas em ambos os grupos de tratamento, com ambos os grupos mostrando um aumento no comprimento mandibular e na altura facial inferior. Os efeitos do tratamento dentoalveolar foram maiores no grupo que utilizou o aparelho Herbst (aparelho funcional suportado pelos dentes) do que no grupo que utilizou o aparelho Frankel (aparelho suportado pelos tecidos).

Flores Mir C et al (2006)[111] avaliaram as alterações nos tecidos moles faciais após o uso de aparelhos funcionais fixos em casos de má oclusão de Classe II divisão 1. Concluíram que houve melhora da convexidade facial. As alterações produzidas pelos aparelhos funcionais fixos pareceram restringir o movimento do lábio superior para frente. Não foram encontradas alterações na posição anteroposterior do lábio inferior e do tecido mole mentoniano

Arora et al (2018))[117] realizaram um ensaio de controlo aleatório para comparar os efeitos do powerscope e do forsus na correção da má oclusão de classe II. Os resultados do estudo foram que, a quantidade de correção da classe II foi maior com powerscope quando comparado com forsus com movimento mesial do molar mandibular e incisivos com 2,3 mm e 2,8 mm, respetivamente, quando comparado com forsus que mostrou mesialização em 1,9 e 2,3 mm.

Schaefer et al (2004)[112] compararam os efeitos de 2 protocolos de tratamento para corrigir a desarmonia da classe II. A primeira fase consistiu em ortopedia funcional com aparelho twin block ou aparelho Herbst com coroa de aço inoxidável. Seguiu-se uma fase de 2nd de terapia abrangente com aparelhos fixos em ambos os protocolos. Concluíram que o aparelho Herbst e o Twin Block produziram modificações terapêuticas muito semelhantes em pacientes com Classe II, embora o último tenha apresentado uma correção quase 2 mm maior do diferencial maxilomandibular.

Perinetti et al (2015)[116] avaliaram os efeitos do tratamento com aparelhos funcionais fixos isolados ou em combinação com aparelhos multibraquetes para correção da classe II em pacientes púberes e pós-púberes e concluíram que os aparelhos funcionais fixos durante a fase de crescimento puberal mostraram ser eficazes quando comparados com o grupo homólogo.

O'Brien (2003)[115] avaliou a eficácia dos aparelhos Herbst e Twin Block para a má oclusão de Classe II div 2 estabelecida, através de um estudo multicêntrico de controlo aleatório e concluiu que a fase I do tratamento foi mais rápida com o aparelho Herbst, mas a duração total do tratamento é semelhante à do aparelho Twin Block

Pancherz et al (2006)[113] , num estudo retrospetivo a longo prazo, compararam as alterações a curto e a longo prazo do tratamento Herbst em indivíduos da classe II divisão 1 dos tipos faciais retrognático e prognático. Concluíram que, a longo prazo, os indivíduos retrognatas são propensos a apresentar alterações mandibulares mais desfavoráveis do que os indivíduos prognatas e, por conseguinte, podem apresentar um maior risco de recidiva oclusal quando não é atingida uma oclusão de classe I estável após o tratamento.

Pancherz & Fischer (2003)[114] investigaram a quantidade e a direção do crescimento condilar, o deslocamento da fossa glenoide e as alterações temporomandibulares "efectivas". Concluíram que, durante o tratamento Herbst, a quantidade e a direção das alterações temporomandibulares foram apenas temporariamente afectadas de forma favorável pelo tratamento Herbst.

BIBLIOGRAFIA

1. Jasper J e McNamara. Correção de más oclusões interarcos com módulo de força fixo. Am J Orthod Dentofacial Orthop. 1995;108:641-650.
2. Rothenberg J, Campbell E.S & Nanda R. Correção da Classe II com o Twin Force Bite Corretor. J Clin Orthod. 2004;38:232-240.
3. Herbst E. Atlas und Grundriss der Zahna" rztlichen Orthopa"die. Munique: JF Lehmann Verlag; 1910.
4. Pancherz H. Tratamento da má oclusão de classe II através do salto da mordida com o aparelho de Herbst. Uma investigação cefalométrica. Am J Orthod Dentofacial Orthop. 1979;76:423-442.
5. Ritto AK, Ferreira AP. Aparelhos funcionais fixos - uma classificação. Funct Orthod. 2000;17(2):12-30.
6. Proffit WR. Ortodontia contemporânea. 4ª ed. St Louis: Mosby; 2007.
7. Graber, Rakosi, Petrovic. Dentofacial Orthopedics with Functional Appliances (Ortopedia Dentofacial com Aparelhos Funcionais). 2ª ed. St. Louis: Mosby; 2009.
8. Pancherz H.& M. Anehus-Pancherz. Atividade muscular na má oclusão de classe II divisão 1 tratada por salto de mordida com o aparelho Herbst. Am J Orthod Dentofacial Orthop. 1980;78(3):321-329.
9. Norris M. Langford. Atualização do fabrico do aparelho de Herbst. J Clin Orthod. 1982:173-174.
10. Raymond P. Howe. O aparelho de Herbst colado. J Clin Orthod. 1982;16:663-667.
11. Pancherz H. O mecanismo de correção da classe II no tratamento com o aparelho de Herbst. Uma investigação cefalométrica. Am J Orthod & Dentofacial Orthop. 1982;82(2):104113.
12. Ralph M. Clements & Alex Jacobson. O aparelho MARS. Relato de um caso. Am J Orthod Dentofacial Orthop. 1982;82(6):445-455.
13. Lennart W. Tratamento intensivo de más oclusões severas de classe II com um aparelho extrabucal de Herbst na dentição mista precoce. Am J Orthod

Dentofacial Orthop. 1984;86:1-13.

14. Pancherz H. O aparelho de Herbst - Seus efeitos biológicos e uso clínico. Am J Orthod Dentofacial Orthop. 1985;87:1-20.
15. Woodside A, Metaxas & Altuna G. A influência da terapia com aparelhos funcionais na remodelação da fossa glenoide. Am J Orthod & Dentofacial Orthop. 1987;92(3):181198.
16. James A. McNamara, Raymond PH & Treey GD. Uma comparação entre os aparelhos de Herbst e Frankel no tratamento da má oclusão de classe II. Am J Orthod Dentofacial Orthop. 1990;98(2):134-144.
17. Pancherz H. A natureza da recidiva da classe II após o tratamento com o aparelho de Herbst: Uma investigação cefalométrica de longo prazo. Am J Orthod Dentofacial Orthop. 1991;100:220-233.
18. Cope JB, Buschang PH, Cope D, Parker J, Blackwood HO. Avaliação qualitativa das alterações craniofaciais com a terapia Jasper Jumper. Angle Orthod. 1994;64(2):113-122.
19. West R.P. O Corretor de Mordida Ajustável. J Clin Orthod. 1995;29(10):650-657.
20. Filho C. Aparelhos de protracção mandibular para tratamento da classe II. J Clin Orthod. 1995;29(5):319-336.
21. Devincenzo J. A mola Eureka: Um novo sistema de aplicação de força interarcos. J Clin Orthod. 1997;31(7):454-467.
22. Filho C. O aparelho de protracção mandibular nº 3. J Clin Orthod. 1998;32(6):376-384.
23. Castanon R, Valdes MS, White LW. Utilização clínica do Churro Jumper. J Clin Orthod. 1998;32(12):731-745.
24. Calvez X. O saltador universal de mordida. J Clin Orthod. 1998;32:493-499.
25. Klapper L. O SuperSpring II: um novo aparelho para pacientes classe II não-conformes. J Clin Orthod. 1999;33(1):50-54.
26. Sabine Ruf & Pancherz H. Remodelação da ATM em adolescentes e jovens

adultos durante o tratamento Herbst. Uma investigação prospetiva longitudinal por ressonância magnética e cefalometria. Am J Orthod Dentofacial Orthop. 1999;115:607-618.

27. John CV e Miaden M.K. Melhoria da utilização clínica de Twin Block e Herbst em resultado da irradiação de forças viscoelásticas no côndilo e na fossa no tratamento e na retenção a longo prazo. Relatividade do crescimento. Am J Orthod Dentofacial Orthop. 2000;117:247-266.
28. Sabine R, Pancherz H. O salto da mordida reduz a desordem temporomandibular. Angle Orthod. 2000;70:183-199.
29. Shigetoshi H, Takashi O, Yasuo I, Takayuki K, James A, McNamara. Adaptações neuromusculares e esqueléticas após o posicionamento mandibular para frente induzido pelo aparelho de Herbst. Angle Orthod. 2000;70:442-450.
30. Rabie ABM, Zhine Z, Gang S, Urban H e Wayne R. Osteogénese na fossa glenoide em resposta ao avanço mandibular. Am J Orthod & Dentofacial Orthop. 2001;119:390-400.
31. Filho C. Aparelho de protracção mandibular IV. J Clin Orthod. 2001;35(1):18-24.
32. Rabie ABM, Leung FYC, Chayanupatkal A, Hagg U. A correlação entre a neovascularização e a formação óssea no côndilo durante o posicionamento mandibular para a frente. Angle Orthod. 2002;72:431-438.
33. Xi Du, Hagg U e Rabie ABM. Efeitos do avanço passo a passo do aparelho extrabucal Herbst versus o aparelho convencional Herbst e o salto máximo da mandíbula. Eur J Orthod. 2002;24:167-174.
34. Kinzinger, Ostheimer J, Forster F, Kwandt P.B. Reul H, Diedrich P. Desenvolvimento de um novo aparelho funcional fixo para o tratamento da má oclusão esquelética de classe II. Primeiro relatório. J Orofac Orthop. 2002;63(5):384-399.
35. Pancherz H., Svenja F. Quantidade e direção das alterações de crescimento da ATM no tratamento Herbst: Uma investigação cefalométrica a longo

prazo. Angle Orthod. 2003;73:493501.

36. Valmy Pangrazio-Kulbersh, J.L. Berger, David Chermak, Richard Kaczynski, Eugene S. Simon e André Haerian. Efeitos do tratamento com o aparelho de reposicionamento anterior mandibular em pacientes com más oclusões de classe II. Am J Orthod Dentofacial Orthop. 2003;123:286-295.
37. Kurt P, Brian N e Paul M. Efeito do tratamento Herbst na morfologia da articulação temporomandibular. Uma revisão sistemática. Am J Orthod Dentofacial Orthop. 2003;123:388- 394.
38. John C. Voudouris, Donald G. Woodside, Gurkan Altuna, Gerassimos Angelopoulos, Paul J. Bourque, Camito Yamin Lacouture. Modificação do côndilo-fossa e interação muscular durante o tratamento Herbst (parte 2), Resultados e conclusão. Am J Orthod Dentofacial Orthop. 2003;124:13-29.
39. A.B.M. Rabie, T.T. She e Urban Hagg. A terapia com aparelhos funcionais acelera e melhora o crescimento condilar. Am J Orthod Dentofacial Orthop. 2003;123:40-48.
40. Chayanupatkul A, Rabie ABM e Hagg U. Temporomandibular response to early and late removal of bite jumping devices. Eur J Orthod. 2003;25(3):465-670.
41. O Brein, Jean W, Frances C., Ye Weng S., Nicky M., Stephen C. Eficácia do tratamento da má oclusão de Classe II com o aparelho Herbst ou twin block. Um estudo randomizado e controlado. Am J Orthod Dentofacial Orthop. 2003;124:128-137.
42. Hui Xiong, Urban H., Guo-Hua T., A.B. Rabie, Wayne R. O efeito do salto contínuo de mordidas em ratos adultos: Um estudo morfológico. Angle Orthod. 2004;74:86-92.
43. Heinig N, Goz G. Aplicação clínica e efeitos da mola Forsus. Um estudo de um novo híbrido de Herbst. J Orofac Orthop. 2004 Nov;62(6):436-50...
44. Rabie ABM, Xiong e Hagg U. O posicionamento mandibular para a frente melhora a adaptação condilar em ratos adultos. Eur J Orthod.

2004;26(4):353-358.

45. Schaefer A.T., McNamara J., Franchi L., e Baccetti. Uma comparação cefalométrica do tratamento com o Twin Block e o aparelho Herbst com coroa de aço inoxidável seguido de terapia com aparelho fixo. Am J Orthod Dentofacial Orthop. 2004;126:7- 15.
46. Ruf S. e Pancherz H. Cirurgia ortognática e ortopedia dentofacial no tratamento de adultos classe II divisão 1: Osteotomia sagital da mandíbula vs aparelho de Herbst. Am J Orthod Dentofacial Orthop. 2004;126:140-152.
47. Read M.J, Deacon S, O Brien K. Um estudo de coorte prospetivo de um aparelho funcional fixo Clip-On. Am J Ortho Dentofacial Orthop. 2004;125(4):444-449.
48. Kinzinger G. e Diedrich P. Efeitos esqueléticos no tratamento da classe II com o avanço mandibular funcional (FMA). J Orofac Orthop. 2005;66(6):469-490.
49. Dominique W, Med Dent, Pancherz H. Eficiência de três formas de ancoragem mandibular no tratamento Herbst. Uma investigação cefalométrica. Angle Orthod. 2005;75(1):23-27.
50. Nalbantgil D, Tulin A., Korkmaz S., Fulya I. Alterações esqueléticas, dentárias e dos tecidos moles induzidas pelo aparelho Jasper Jumper no final da adolescência. Angle Othod. 2005;75(3):426-436.
51. Niko B e Pancherz H. Tratamento Herbst das más oclusões de classe II divisão 1 em tipos faciais retrognáticos e prognáticos. Um estudo cefalométrico retrospetivo a longo prazo. Angle Orthod. 2006;76(6):930-941.
52. Malik OH e Read MJF. Um aparelho funcional fixo Clip-On. J Clin Orthod. 2006;9:542-547.
53. Ryan V, Chris AM, Terry D, Thomas R, Peter N. Efeitos do tratamento com o aparelho Herbst edgewise. Uma investigação cefalométrica e tomográfica. Am J Orthod Dentofacial Orthop. 2006;130(5):582-593.

54. Seniz K, Erol A, Huseyin O, Umit G, Deniz S. Correcções das más oclusões de classe II divisão 1 com Forsus Nitinol Flat Spring e Jasper Jumper. Angle Orthod. 2006;76(4):666-672.

55. Flores MC, Michael PM, Paul WM. Alterações dos tecidos moles com aparelhos funcionais fixos na classe II divisão 1. Uma revisão sistemática. Angle Orthod. 2006;76(4):712-720.

56. Vogt W. O dispositivo resistente à fadiga Forsus. J Clin Orthod. 2006;6:368-377.

57. Antonarakis GS, Kiliaridis S. Efeitos do tratamento anteroposterior a curto prazo de aparelhos funcionais e tração extra-oral na má oclusão de classe II - uma meta-análise. Angle Orthod. 2007;77(5): 907-914.

58. Flores-Mir C. Ayeh A. Goswani A. Charkhandeh S. Alterações esqueléticas e dentárias nas más oclusões de classe ii divisão 1 tratadas com aparelhos herbst do tipo splint, uma revisão sistemática. Angle Orthod. 2007;77(2): 376-81.

59. Bock N. Ruf S. Alterações oclusais pós-tratamento em indivíduos Classe II divisão 2 tratados com o aparelho de Herbst. Eur J Orthod. 2008;30:606-613.

60. Serbesis-Tsarudis C. Pancherz H. Tmj "eficaz" e alterações da posição do queixo no tratamento da classe II. Angle Orthod. 2008;78(5): 813-818.

61. Frye L, Diedrich PR, Kinzinger GS. Tratamento da Classe II com aparelhos ortodônticos funcionais fixos antes e depois do pico de crescimento puberal - um estudo cefalométrico para avaliar os efeitos terapêuticos diferenciais. J Orofac Orthop. 2009;70(6):511- 27.

62. Chaiyongsirisern A, Rabie AB, Wong RW. Avanço gradual do aparelho de Herbst versus osteotomia sagital da mandíbula. Efeitos do tratamento e estabilidade a longo prazo em pacientes adultos com Classe II. Angle Orthod. 2009;79(6):1084-94.

63. Siara-Olds NJ, Pangrazio-Kulbersh V, Berger J, Bayirli B. Alterações dento-esqueléticas a longo prazo com os aparelhos funcionais Bionator,

Herbst, Twin Block e MARA. Angle Orthod. 2010;80(1):18-29.

64. Aidar LA, Dominguez GC, Yamashita HK, Abrahão M. Alterações na posição e forma do disco da articulação temporomandibular após tratamento ortodôntico fixo e de Herbst. Angle Orthod. 2010;80(5):843-52.

65. Bock NC, von Bremen J, Ruf S. Estabilidade oclusal do tratamento da Classe II Divisão 1 em adultos com o aparelho de Herbst. Am J Orthod Dentofacial. Orthop.
2010;138(2):146-151.

66. Marsico E, Gatto E, Burrascano M, Matarese G, Cordasco G. Eficácia do tratamento ortodôntico com aparelhos funcionais no crescimento mandibular a curto prazo. Am J Orthod Dentofacial Orthop. 2011;139(1):24-36.

67. Franchi L, Alvetro L, Giuntini V, Masucci C, Defraia E, Baccetti T. Eficácia do tratamento com aparelho fixo completo utilizado com o Forsus Fatigue Resistant Device em pacientes Classe II. Angle Orthod. 2011;81(4):678-83.

68. Upadhyay M, Yadav S, Nagaraj K, Uribe F, Nanda R. Mini-implantes vs aparelhos funcionais fixos para o tratamento de pacientes adultos jovens do sexo feminino com Classe II: um ensaio clínico prospetivo. Angle Orthod. 2012;82(2):294-303.

69. Mahamad IK, Neela PK, Mascarenhas R, Husain A. Comparação entre os aparelhos funcionais Twin-block e Forsus (FRD) - um estudo cefalométrico. Int J Orthod. 2012 ;23(3):49-58.

70. Bowman AC, Saltaji H, Flores-Mir C, Preston B, Tabbaa S. Experiências dos doentes com o Dispositivo Resistente à Fadiga Forsus. Angle Orthod. 2013;83(3):437-46.

71. Lima KJ, Henriques JF, Janson G, Pereira SC, Neves LS, Cançado RH. Alterações dentoesqueléticas induzidas pelos aparelhos Jasper jumper e activatorheadgear combinados seguidos de tratamento ortodôntico fixo.

Am J Orthod Dentofacial Orthop. 2013;143(5):684-94.

72. LeCornu M, Cevidanes LH, Zhu H, Wu CD, Larson B, Nguyen T. Resultados do tratamento tridimensional em pacientes Classe II tratados com o aparelho de Herbst: um estudo piloto. Am J Orthod Dentofacial Orthop. 2013;144(6):818-30.
73. Aslan BI, Kucukkaraca E, Turkoz C, Dincer M. Efeitos do tratamento com o Dispositivo Resistente à Fadiga Forsus utilizado com ancoragem de mini-parafuso. Angle Orthod. 2014;84(1):76-87
74. Celikoglu M, Unal T, Bayram M, Candirli C. Tratamento de uma má oclusão esquelética de Classe II com aparelho funcional fixo com ancoragem de miniplaca. Eur J Dent. 2014;8(2):276-80.
75. Baysal A, Uysal T. Efeitos dento-esqueléticos dos aparelhos Twin Block e Herbst em pacientes com retrognatismo mandibular Classe II divisão 1. Eur J Orthod. 2014;36(2):164-72..
76. Chaudhry A, Sidhu MS, Chaudhary G, Grover S, Chaudhry N, Kaushik A. Avaliação das alterações de tensão na mandíbula com um aparelho funcional fixo: um estudo de elementos finitos. Am J Orthod Dentofacial Orthop. 2015;147(2):226-34.
77. Perinetti G, Primozic J, Furlani G, Franchi L, Contardo L. Efeitos do tratamento com aparelhos funcionais fixos isolados ou em combinação com aparelhos de múltiplos braquetes: Uma revisão sistemática e meta-análise. Angle Orthod. 2015;85(3):480-92.
78. Chhibber A, Upadhyay M. Reforço da ancoragem com um aparelho funcional fixo durante a protracção dos segundos molares inferiores nos locais de extração dos primeiros molares. Am J Orthod Dentofacial Orthop. 2015;148(1):165-73.
79. Temani P, Jain P, Rathee P, Temani R. Alterações volumétricas na via aérea faríngea em pacientes Classe II divisão 1 tratados com aparelho funcional fixo Forsus: Um estudo de tomografia computadorizada tridimensional de feixe cônico. Contemp Clin Dent. 2016;7(1):31-5.

80. Basavaraddi S, Gandedkar NH, Belludi A, Patil A. Correção de um indivíduo adulto de Classe II divisão 2 com aparelho funcional fixo: Uma abordagem de não-conformidade. Contemp Clin Dent. 2016;7(1):82-6.
81. Bock NC, von Bremen J, Ruf S. Estabilidade da terapia com aparelhos funcionais fixos de Classe II - uma revisão sistemática e meta-análise. Eur J Orthod. 2016;38(2): 129-39.
82. Tomblyn T, Rogers M, Andrews L 2nd, Martin C, Tremont T, Gunel E, Ngan P. Estudo cefalométrico de pacientes Classe II Divisão 1 tratados com um aparelho Herbst reforçado e com bandas, de duração prolongada, seguido de aparelhos fixos. Am J Orthod Dentofacial Orthop. 2016;150(5):818-830.
83. Candir M, Kerosuo H. O modo de correção está relacionado com o tempo de tratamento em pacientes de Classe II tratados com o aparelho MALU (Mandibular Advancement Locking Unit). Angle Orthod. 2017;87(3):363-370.
84. Aras I, Pasaoglu A. Tratamento da subdivisão de Classe II com o Dispositivo Resistente à Fadiga Forsus vs elásticos intermaxilares. Angle Orthod. 2017;87(3):371-376.
85. Jung MH. Tratamento com aparelho fixo-funcional combinado com terapia com hormona de crescimento. Am J Orthod Dentofacial Orthop. 2017;152(3):402-412.
86. Eissa O, El-Shennawy M, Gaballah S, El-Meehy G, El Bialy T. Resultados do tratamento de casos de má oclusão de Classe II tratados com o Dispositivo Resistente à Fadiga Forsus ancorado em mini-implante: Um ensaio aleatório controlado. Angle Orthod. 2017;87(6):824- 833.
87. Janson G, Castello Branco N, Aliaga-Del Castillo A, Henriques JFC, de Morais JF. Alterações no tratamento dos tecidos moles com aparelhos funcionais fixos e com a extração de pré-molares superiores em pacientes com má oclusão de Classe II divisão 1. Eur J Orthod. 2018;40(2):214-222.
88. Arora V, Sharma R, Chowdhary S. Avaliação comparativa dos efeitos do

tratamento entre dois aparelhos funcionais fixos para correção da má oclusão de Classe II: Um ensaio clínico randomizado e controlado, num único centro. Angle Orthod. 2018;88(3):259-266. s

89. Eissa O, ElShennawy M, Gaballah S, ElMehy G, El-Bialy T. Tratamento da má oclusão de Classe III com Forsus FRD invertido ancorado em mini-implante: ensaio clínico controlado. Angle Orthod. 2018;00(0):1-10.

90. Schwindling FP. Atlas colorido de Jasper Jumper. Edição Schwindling.

91. Dischinger TG. Aparelho Edgewise Herbst. J Clin Orthod. 1995;29:738-742.

92. McNamara JA, Brudon WL, Vincent G Kokich. Ortodontia e ortopedia dento-facial 2001.

93. Ruf S. Efeitos a curto e longo prazo do aparelho de Herbst na função da articulação temporomandibular. Semin Orthod. 2003;9:74-86.

94. Ruf S e Pancherz H. Qual é o período ideal para a terapia de Herbst - precoce ou tardia? Semin Orthod. 2003;9:47-56.

95. Goodman P, Mckenna P. Aparelho de Herbst modificado para a dentição mista. J Clin Orthod. 1985;19(11):811-14.

96. Valant J. R. Aumentando o comprimento do arco maxilar com um aparelho herbst modificado. J Clin Orthod. 1989;23(12):810-14.

97. Valant J. R. Sinclair P. M. Efeitos do tratamento com o aparelho herbst. Am J Orthod & Dentofacial Orthop. 1989;95(2):138-47.

98. Schiavoni R. Aparelho de Herbst Edgewise modificado. J Clin Orthod.1996;30(12):681-88.

99. Miller R A. O aparelho Flip-Lock Herbst. J Clin Orthod. 1996;30(10):552-57

100. Chaiyongsirisern A, Rabie AB, Wong RW. Avanço gradual do aparelho de Herbst versus osteotomia sagital da mandíbula. Angle Orthod. 2009;79(6):1084-94.

106. Paula S, Noble S. Gestão clínica de aparelhos herbst coroa/banda. Ormco corporation (revisto em 06/02)

102. Papadopoulos M. A. Orthodontic treatment of the class II

noncompliant patient (Tratamento ortodôntico do paciente classe II não-conformista). Mosby Elsevier.2006.

103. Mayes J. H. O saltador de mordida móvel molar (MMBJ). Clinical Impressions;7(1):16-19.

104. Jones M. Corretor mandibular. J Clin Orthod 1985;19(5):362-68.

105. James E.K., Larry W. White. Terapia de classe II com o aparelho de reposicionamento anterior mandibular. World J Orthod 2003;4:135-144. b

106. Kinzinger, Diedrich. Bitejumping com o avanço mandibular funcional. J Clin Orthod 2005;696-700.

107. Vogt W. Um novo dispositivo interarcos fixo para correção da classe II. J Clin Orthod 2003;37(1):36-41.

1 08.Starnes L O. Tratamento abrangente da fase I na dentição mista média. J Clin Orthod 1998;32(2):98-110 .

1 09.Starnes L O. Tratamento abrangente da fase I na dentição mista média. J Clin Orthod 1998;32(2):98-110

110. Xi Du, Urban Hagg e A.B.M. Rabie. Efeitos do avanço passo a passo do aparelho extrabucal Herbst versus o aparelho convencional Herbst e o salto máximo da mandíbula.EJO2002;24:167-174

111. James A. McNamara, Raymond P. Howe & Treey G. Dischinger. Uma comparação dos aparelhos Herbst e Frankel no tratamento da má oclusão de classe II. Am. J. Orthod. & Dentofacial Orthop.1990;98(2):134-144.

112. Flores M.C., Michael P.M., Paul W.M. Alterações nos tecidos moles com aparelhos funcionais fixos na classe II divisão 1. Uma revisão sistemática. Angle Orthod.2006;76(4):712-720.

1 13.Schaefer A.T., McNamara J., Franchi L., e Baccetti. Uma comparação cefalométrica do tratamento com o Twin Block e o aparelho Herbst com coroa de aço inoxidável seguido de terapia com aparelho fixo. Am. J. Orthod. & Dentofacial Orthop.2004;126:7-15.

114. Niko B. e Pancherz H. Tratamento Herbst das más oclusões de classe II divisão 1 em tipos faciais retrognáticos e prognáticos. Um estudo

cefalométrico retrospetivo de longo prazo. Angle Orthod.2006;76(6):930-941.

115. Pancherz H., Svenja Fisher. Quantidade e direção das alterações de crescimento da ATM no tratamento Herbst: Uma investigação cefalométrica a longo prazo. Angle Orthod2003;73:493-501.

116. O'Brien K, Wright J, Conboy F. Eficácia do tratamento da má oclusão de Classe II com os aparelhos Herbst ou twin-block: um ensaio aleatório e controlado. *Am J OrthodDentofacial Orthop.* 2003;124(2):128-137

117. Perinetti G, Primozic J, Furlani G, Franchi L, Contardo L. Efeitos do tratamento com aparelhos funcionais fixos isolados ou em combinação com aparelhos multibraquetes: uma revisão sistemática e meta-análise. The Angle Orthodontist. 2015 May;85(3):480-92.

118. Arora V, Sharma R, Chowdhary S. Avaliação comparativa dos efeitos do tratamento entre dois aparelhos funcionais fixos para correção da má oclusão de Classe II: Um ensaio clínico randomizado e controlado, num único centro. The Angle Orthodontist. 2018 May;88(3):259-66.

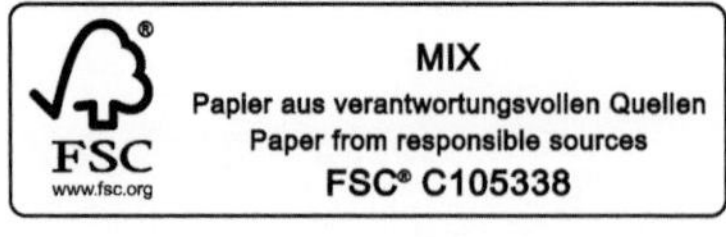

Printed by Books on Demand GmbH, Norderstedt / Germany